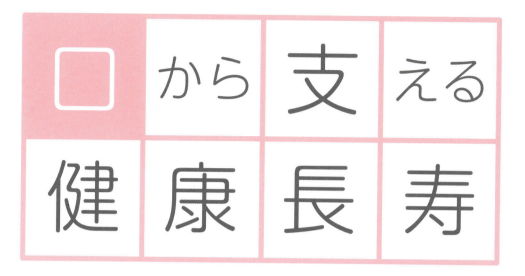

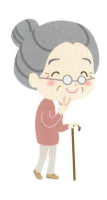 歯科衛生士が身につけておきたい基礎知識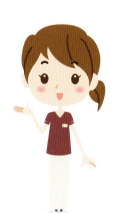

監修	岡山大学 大学院医歯薬学総合研究科 歯科麻酔・特別支援歯学分野 教授 岡山大学病院 歯科麻酔科 科長 宮脇 卓也	編集	岡山大学病院 医療技術部 歯科衛生士室 歯科衛生士長　三浦 留美 歯科衛生士主任　髙馬 由季子

 株式会社 キョードークリエイト

本書を推薦します

　日本は今、超高齢社会を迎え、地域包括ケアシステムの構築が急がれております。歯科衛生士の90％は、歯科診療室に勤務しておりますが、その歯科医療の提供体制は、従来の歯科診療所における外来患者中心の「歯科医院完結型」から「地域完結型」へと大きく変化しており、今後は地域でのきめ細やかな歯科保健医療の提供が求められてきます。そうした中、在宅療養者や要介護高齢者の口から食べる機能を維持して低栄養や誤嚥性肺炎を予防するなど、全身の健康を考慮した口腔衛生管理・口腔機能管理を担当する歯科衛生士の役割に期待が高まっております。

　また、医療・介護の一体的な提供体制の構築に伴い、急性期医療から退院後の通院医療や在宅療養への移行を想定し、退院支援等のさまざまな連携・調整が重要になっております。しかしながら、周術期の口腔機能管理を含めて地域の歯科医療機関との連携協働が不可欠となる中、歯科を標榜している病院は約2割、多くの病院では歯科医師・歯科衛生士が配置されておりません。

　一方、岡山大学病院においては、医科・歯科連携が積極的に行われており、がん治療における口腔粘膜炎などを対象とした口腔衛生管理や移植医療、ICUでの口腔衛生管理など、高度な医科医療における支持療法の一端を歯科が担っています。また手術の際の周術期管理などその他の多くのチーム医療にも積極的に介入し、患者さんの治療結果の向上や健康維持に貢献しています。

　そこでこの度、岡山大学病院の宮脇卓也歯科医師（岡山大学大学院教授）監修のもと、岡山大学病院 医療技術部 歯科衛生士室の歯科衛生士の皆様が、今まで取り組んできた医科・歯科連携の中における、歯科衛生士が身につけておきたい極意を分かりやすくまとめられました。糖尿病、心臓病、脳血管障害、がん、精神疾患の5疾病は無論のこと、さらには、移植、ICU、緩和ケア等の視点からも、歯科衛生士の役割や留意点を分かりやすく解説されています。これから他・多職種とチーム医療をする上での参考書、さらには、歯科診療室における高齢患者や疾病を有する患者さんへの対応の参考書として、大変有用と考えます。今後、歯科衛生士として安全で専門性の高い業務実践を行い、患者さんや国民の健康に寄与するために、本書を是非とも参考にされますことを心よりお勧め致します。

公益社団法人日本歯科衛生士会　会長　武井 典子

推薦の言葉

　岡山大学病院は、800床を超える病床を有する、全国でも有数の特定機能病院です。様々な難病で苦しんでおられる患者さんに、現在考えうる最良、最先端の医療を提供し、素晴らしい成果を上げており、いわゆる「最後の砦」の役割を果たしています。また、2017年3月には、中国・四国地域で唯一の「臨床研究中核病院」に認定されました。同時に全国に10施設しかない橋渡し研究支援拠点の一つでもあり、高度な臨床研究や医師主導治験に取り組むことも使命としております。

　このように、大学病院といえば、敷居の高いメガホスピタルというイメージがありがちですが、岡山大学病院はいつも「向きあう、つながる、広がる」を大切にしています。それは、患者さんやそのご家族と真摯に「向きあい」、地域の方々や社会と密接に「つながり」、世界に羽ばたいて「広がる」ことを意味しています。この「向きあう、つながる、広がる」は、院内のスタッフにとっても大事なことです。私たちの最先端で高度な医療を支えているのは、現場のスタッフのチームワークです。特に、多職種によるチーム医療は非常に重要で、様々な視点から患者さんを支えてこそ、最先端で高度な医療が達成できると考えております。そのそれぞれのチームには医科歯科連携があり、チームの一員として歯科衛生士さんに参加してもらっています。そして、それぞれのチームで、歯科衛生士さんの係わりが大きな成果を上げていることは、当病院の誇りの一つといえます。

　この度、歯科衛生士の皆さんが、当病院でのチーム医療をこの本にまとめられ、岡山大学病院におけるチーム医療のモデルを全国に広げられることは、非常に素晴らしいことだと思っております。全国の歯科衛生士の皆さんがこの「岡山大学モデル」を学び、医科とのチーム医療に積極的に係わることによって、患者さんによりよい医療を提供できるようになることを確信しております。さらに、チーム医療は、大学病院のような大病院だけでなく、地域医療においても非常に重要です。是非、地域医療の現場においてもこの「岡山大学モデル」を活用していただき、国民の健康寿命の延伸に貢献していただきたいと思います。

　最後に、執筆に関わられた歯科衛生士の皆さんに感謝いたします。今後のさらなる活躍を期待しております。

岡山大学病院長　金澤　右

はじめに

　岡山大学病院の歯科衛生士室は 17 名の歯科衛生士で成り立っています。17 名それぞれが医科歯科連携のチーム医療（周術期管理センター・頭頸部がんセンター・糖尿病センター・NST（栄養サポートチーム）・褥瘡クリニックチーム・ICU 口腔ケアラウンドチーム・母親教室・小児医療センター・緩和ケアセンター・肝疾患サポートチーム）へ関わっており、日々患者さんのために口腔衛生管理・口腔機能管理の重要性を伝え、口腔のケアを実践しています。医科歯科連携に関わる歯科衛生士には、技術的な面だけでなく、全身的な医科的知識や他の職種との協同能力等が必要とされます。この本は、私たちが日ごろチーム医療で行っている実践的なケアの方法等について書かせていただきました。もちろん異なった考え方や別の方法があるでしょう。ここに書かれていることが、唯一の方法ではありませんので、あくまで参考の 1 つとして活用していただければ幸いです。ただ、「歯科衛生士のため」ではなく、「病院のため」でもなく、「患者さんのため」という思いであることは、この本を手にしてくださった皆さんと同じです。日々の業務に少しでも役立てていただきたいと思っています。今後は、地域の歯科衛生士さんたちとも連携を取りながら、さらに研鑽を積みたいと思っています。

　最後になりましたが、この度このような本を書かせていただくことになり、多くの方々のご協力をいただきましたことに深く感謝を申しあげます。また、私たちが日ごろから、診療業務のみならず、チーム医療にも積極的に関わらせて頂けているのも、他職種の方々、現場のスタッフ、病院のシステム等のおかげがあってこそ、と心より感謝しています。ありがとうございました。この本を手にしてくださった皆さんの活躍を心より応援いたします。

三浦留美・髙馬由季子・宮脇卓也

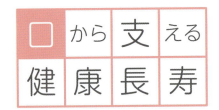

歯科衛生士が
身につけておきたい基礎知識
CONTENTS

推薦の言葉	2
はじめに	5

1 全身の病気と口の健康　　8
① 全身状態と口腔内の状態　② 口腔内に影響を及ぼす全身状態　③ 口腔内のチェックポイント　④ 口腔のケアと指導の実践
コラム：オーラル・フレイル／妊婦と口の健康／喫煙と口の健康

2 高齢者と口の健康　　12
① 高齢者と口の健康　② 高齢者の口腔内の状態　③ 高齢者の口腔内のチェックポイント　④ 高齢者に対する口腔のケアの役割　⑤ 高齢者に対する口腔のケアと指導の実践
コラム：超高齢社会における歯科衛生士の役割

3 糖尿病と口の健康　　16
① 糖尿病と歯周病　② 糖尿病の患者さんの口腔内　③ 糖尿病の患者さんが歯科受診する際のチェックポイント　④ 糖尿病の患者さんの口腔のケアと指導の実践
コラム：糖尿病の合併症／妊婦と糖尿病／歯周病の治療と糖尿病／糖尿病教室

4 心臓の病気と口の健康　　20
① 心疾患と口腔衛生　② 心疾患を有する患者さんの口腔内の状態　③ 心疾患を有する患者さんのチェックポイント　④ 心疾患を有する患者さんへの口腔のケアと指導の実践

5 脳血管の病気と口の健康　　24
① 脳血管障害　② 脳血管障害を有する患者さんの口腔内の状態と嚥下障害　③ 脳血管障害の患者さんのチェックポイント　④ 脳血管障害を有する患者さんの口腔のケアと指導の実践

6 がんと口の健康　　28
① がん　② がん治療中の患者さんの口腔内の状態　③ がん治療中の患者さんのチェックポイント　コラム：がんの三大療法／化学療法（抗がん剤）／放射線療法

7 抗がん剤と口の健康　　32
① 抗がん剤　② 抗がん剤によるお口への影響　③ 抗がん剤治療中または予定患者さんのチェックポイント　④ 抗がん剤治療中または予定患者さんの口腔のケアと指導の実践
コラム：一般血液検査の基準値／患者さん説明用のパンフレット

8 くすりと口の健康　　36
① くすり　② くすりを服用している患者さんの口腔内の状態　コラム：MRONJ（薬剤関連性顎骨壊死）　③ くすりを服用している患者さんのチェックポイント　④ くすりを服用している患者さんの口腔のケアと指導の実践

9 手術前の口の健康　　40
① 手術と口腔衛生　② 術前口腔内評価と準備　③ 手術前の患者さんの口腔内のチェックポイント　④ 手術前の患者さんの口腔のケアと指導の実践

10 移植と口の健康 ... 44
① 移植　② 移植前の患者さんの口腔内の状態　③ 移植前の患者さんのチェックポイント
④ 移植前の患者さんの口腔のケアと指導の実践　コラム：造血幹細胞移植による副作用

11 経管栄養と口の健康 ... 48
① 経管栄養と口腔衛生　コラム：経管栄養の対象疾患　② 経管栄養中の患者さんの口腔内
の状態　③ 経管栄養中の患者さんのチェックポイント　④ 経管栄養中の患者さんの口腔の
ケアと指導の実践

12 集中治療室（ICU）における口の健康 ... 52
① 集中治療室（ICU）　② 集中治療室（ICU）に入室している患者さんの口腔内の状態
③ 集中治療室（ICU）の患者さんのチェックポイント　④ 集中治療室（ICU）での口腔の
ケアと指導の実践

13 緩和医療と口の健康 ... 56
① 緩和医療　コラム：緩和医療における緩和ケアと支持療法／緩和ケアチーム／緩和ケア
チームにおける歯科の役割　② 緩和ケア中の患者さんの口腔内の状態　③ 緩和ケア中の患
者さんとご家族への配慮とコミュニケーション　④ 厚生労働省の定める緩和ケア

14 精神科の病気（統合失調症）と口の健康 ... 60
① 統合失調症の特徴　② 統合失調症の患者さんの全身症状（口腔内を含む）　③ 統合失調
症の患者さんのチェックポイント　④ 統合失調症の患者さんの口腔のケアと指導の実践

15 食べること、飲み込むことと口の健康 ... 62
① 食べること、飲み込むこと　② 食べること、飲み込むことに障害のある患者さんの口腔
内の状態　コラム：このような症状はありませんか？　③ 食べること、飲み込むことに障
害のある患者さんのチェックポイント　④ 食べること、飲み込むことに障害のある患者さ
んへの口腔のケアと指導の実践

16 在宅歯科診療における口の健康 ... 66
① 在宅歯科診療　② 在宅療養中の患者さんの口腔内の状態　③ 在宅療養中の患者さんの
チェックポイント　④ 在宅歯科診療における口腔のケアと指導の実践

17 チーム医療の実際 ... 70
① 歯科衛生士がチーム医療に介入したきっかけ　② チーム医療に関わる人々　③ チーム医
療に歯科衛生士は必要とされています　④ 歯科衛生士がチーム医療を行ううえで心がけて
いること　⑤ 特に勉強しておきたいこと　コラム：いろいろな職種を知ろう／他職種との
関わり方

18 例えば口腔ケアグッズ ... 74
院内で使用する口腔ケアグッズ／在宅介護用口腔ケアグッズ／摂食嚥下障害用口腔ケアグッ
ズ／抗がん剤治療中の口腔のケア（当病院での一例）／ICU 入室中の口腔のケア（当病院
での一例）

医科歯科連携に必要な略語一覧 ... 80
参考文献 ... 82
執筆者一覧 ... 83

1 全身の病気と口の健康

① 全身状態と口腔内の状態

全身状態によって口腔内の状態に影響を及ぼすことがあります。また逆に、口腔内の状態によって全身状態に影響を及ぼすこともあり、全身の健康と口の健康は、密接に関係しています。つまり、全身の健康を維持することが口の健康につながり、口の健康を維持することが全身の健康につながっているのです。口腔内に影響を及ぼしている全身状態として、加齢、糖尿病、心疾患、脳血管障害、がん治療、内服薬、経管栄養、妊娠、喫煙などがあげられます。全身状態によって口腔内への影響も異なり、また口腔のケアもその状態に応じた工夫が必要となります。

② 口腔内に影響を及ぼす全身状態

以下に示すように口腔内にも悪影響を及ぼす全身疾患や生活習慣があります。

■ **加齢（高齢者）**
加齢に伴って、歯の摩耗、歯肉退縮などの変化が現れてきます。また、う蝕（特に根面う蝕）や歯周病の進展などによって徐々に歯の喪失がみられます。さらに、口腔機能の低下（滑舌が悪い、食べこぼし、噛めない、むせる、飲み込めないなど）や食の偏りがみられるようになります。

■ **糖尿病**
易感染性のため歯周疾患や治癒遅延を招きやすくなり、唾液の減少がみられます。

■ **心疾患**
内服薬の種類によっては、出血しやすいことがあります。口腔衛生が不良だと感染性心内膜炎のリスクが増加することがあります。

■ **脳血管障害**
麻痺や嚥下障害により口腔内に食物が残りやすく不衛生になりやすい状態で、誤嚥性肺炎のリスクも高くなります。

■ **がん治療（放射線治療、抗がん剤などによる化学療法）**
・放射線治療での口腔粘膜炎の発症率は、頭頸部がんならほぼ100％、その他の部位でも40〜70％の割合で発症します。
・唾液腺の機能低下によって、口腔乾燥症、う蝕、歯肉炎が増悪することがあります。
・免疫力低下によって、口腔カンジダ症、ウイルス感染（ヘルペスウイルス）などが発症することがあります。
・味覚障害が出現することがあります。

■ **抗血栓薬、ステロイド、ビスホスホネート（BP）製剤などの服用**
出血傾向があったり、易感染性のため創傷治癒の遅延がみられることがあります。

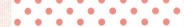

③ 口腔内のチェックポイント

口腔内の状態が悪いと、場合によっては全身疾患の治療の妨げになることがあります。以下の項目に当てはまるものがあれば、かかりつけ歯科医院での受診をお薦めしましょう。

・歯垢・歯石・着色がないか
・う蝕がないか
・歯の動揺がないか
・不適合補綴物がないか
・舌に圧痕がないか
・舌苔の付着がないか
・口腔乾燥はないか
・口腔粘膜と舌に口内炎・白斑がないか
・歯肉（腫れ・排膿・出血の有無）のチェック

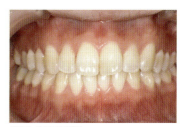
健康な歯肉の状態

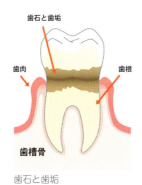
歯石と歯垢

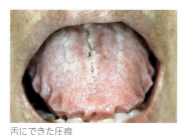
舌にできた圧痕

④ 口腔のケアと指導の実践

患者さんの口腔内の状態に合った口腔のケアおよび指導を行うことが大切です。また、定期的な歯科受診も指導しましょう。

■ 加齢（高齢者）
・口腔衛生状態が悪いと誤嚥性肺炎のリスクが高まるので注意が必要です。
・常に口腔衛生状態を良好に保つためには、口腔のケアに関する家族の協力も大事になるため、本人だけでなく家族・介護者にも誤嚥性肺炎の危険性を理解してもらいましょう。
・ベッドの角度が調整可能であれば、誤嚥を防ぐためにチェアの角度に注意します（ベッドの角度については「⑯ 在宅歯科診療における口の健康」P69 参照）。

■ 糖尿病
・低血糖症状の出現に注意します。易感染性のため、出血にも注意が必要です。
・口腔乾燥が認められる場合、保湿剤の使用や頻回にうがいをしてもらいましょう。

■ 心疾患
・短時間での無痛処置を心がけ、なるべく出血させないように注意しましょう。

■ 脳血管障害
・口腔のケアを行う際は、ポジショニングと誤嚥に注意しましょう。
・誤嚥を防ぐためガーゼを使用したり、頻繁に吸引しながら清掃を行います。

■ がん治療（放射線治療、抗がん剤などによる化学療法）
・口腔カンジダ症予防のため義歯清掃について指導を行いましょう。
・乾燥した痰、痂皮、血餅などは無理にはがさず保湿剤でやわらかくなるまで待ち、奥からそっと取り除くようにします。
・保湿剤の量が多いと、それが感染源になる恐れがあるため薄く塗布します。
・ヘッドが小さく軟毛の歯ブラシや綿棒を使用し、粘膜を刺激しないように注意しましょう。

■ 抗血栓薬、ステロイド、ビスホスホネート（BP）製剤などの服用
・抗血栓薬：現在の病状と薬剤服用状況を確認し、粘膜損傷による出血に注意が必要です。
・ステロイド：長期服用した場合、易感染性、高血圧症、創傷治癒不全などの副作用の有無について確認します。
・ビスホスホネート（BP）製剤：歯肉腫脹、疼痛、排膿、歯の動揺、顎骨露出など顎骨壊死を生じる症状に警戒しながら粘膜損傷に注意しましょう。

<オーラル・フレイル>
近年、高齢になって筋力や活力が衰えた状態を「フレイル（衰弱）」と呼んでいます。フレイルは要介護状態に繋がるため、早期発見し対処することが大事だといわれています。それに関連して、歯科においても、口腔機能の軽微な低下や食の偏りがある状態を「オーラル・フレイル」

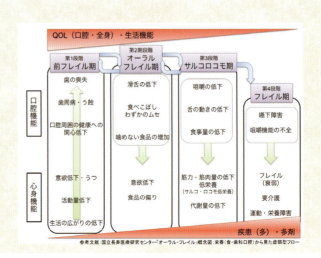

参考文献：国立長寿医療研究センター「オーラル・フレイル」概念図：栄養（食・歯科口腔）から見た虚弱型フロー

全身の病気と口の健康

と呼んでいます。オーラル・フレイルには、大きく分けて、①歯の喪失→②滑舌の低下・食べこぼしやむせの発生→③咀嚼する力の低下・食事量の低下→④嚥下障害発生という段階があります。

＜妊婦と口の健康＞

女性ホルモン（エストロゲン、プロゲステロン）の増加により唾液の分泌量が低下。歯周病・口臭・う蝕などのお口のトラブルが起こりやすい時期とされています。

- う蝕：嗜好の変化により酸性の食べ物を好むようになり、口腔内の pH が酸性に傾き、う蝕になりやすくなります。
- 妊娠性歯肉炎：女性ホルモンの増加により起きることがあります。
- 妊娠性エプーリス：歯肉のコラーゲンが増加したもので、発症部は上顎前歯に多くみられます（出産後に消失することが多い）。
- 妊娠性歯周病：重度の歯周病に罹患することにより、早産や低体重児出産のリスクが高くなるといわれています。
- 妊娠糖尿病：妊娠時には胎盤で血糖値を上げるホルモンが産生されるため、血糖値が上昇しやすくなります。

《仰臥位低血圧》

妊娠後期の妊婦が仰臥位をとると子宮が下大静脈を圧迫し、血圧が低下することがあります。顔面蒼白・汗・嘔吐・呼吸困難などがみられます。対応策として妊婦の体位を左側臥位にすると良いでしょう。

《口腔のケア》

悪阻がある場合は小さめの歯ブラシで無理に奥に入れないようにし、唾液をこまめにはき出しながら磨いてもらいます。もしくは、うがいをしっかりと行うことも良い方法です。キシリトール 100％含有のガムや、カルシウムやフッ素が配合されているデンタルガムを利用するのも良いでしょう。

＜喫煙と口の健康＞

タバコはニコチン、タール、一酸化炭素など 200 種類の有害物質が含まれています。色素沈着により歯垢や歯石が付着しやすくなります。ニコチンや一酸化炭素は歯周病の発症と進行の危険因子とされています。さらに、歯周病が進行していても炎症が現れにくく重症化しやすくなり、血流の低下により、歯科処置後の治癒が悪いといわれています。加えて、白板症や口腔がんのリスクが高まります。

2 高齢者と口の健康

① 高齢者と口の健康

高齢者がいつまでも健康に暮らしていくためには、口の健康が維持できていることが大切です。楽しく・おいしく自分の歯でしっかり噛むことで、充実した食生活を送ることにも繋がるといわれています。

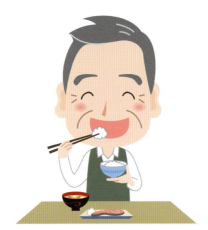

良く噛むことができる口

口の健康の維持が健康長寿への第一歩

② 高齢者の口腔内の状態

高齢者の口腔内は、唾液の分泌量の減少、歯の摩耗や咬耗、歯肉の退縮、顎や舌の運動機能の低下などによってトラブルを抱えやすい状態になっています。口腔のケアをしっかり行い、お口のトラブルを軽減させましょう。

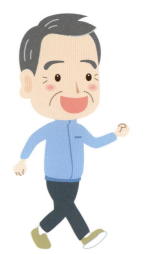

歯周病によって歯がグラグラしています。

■ 高齢者に多い口腔内のトラブル
- 歯根が露出した部分にできる根面う蝕
- 被せ物・詰め物の内側にできる2次う蝕
- 歯周病の進行により動揺している歯
- う蝕の状態のまま放置された未処置の歯
- インプラントの清掃不良
- 義歯の不具合・誤った保管方法
- 口腔乾燥

など

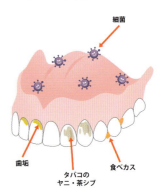

様々な要因によって汚れた入れ歯

③ 高齢者の口腔内のチェックポイント

高齢者の口腔内の異常を見つけるためのポイントを以下に紹介します。

■ 高齢者の口腔内のチェックポイント
- う蝕はないか
- 歯周病で動いている歯はないか
- 歯の摩耗・咬耗による治療後の被せ物・詰め物の劣化や不適合はないか
- 義歯は合っているか
- 口腔乾燥はないか、どのぐらい乾燥しているか
- 舌苔・口臭はないか
- 左右で食物が咀嚼できているか
- お茶や汁物でむせることがないか
- 歯肉（腫れ・排膿・出血の有無）のチェック

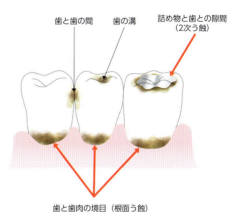

④ 高齢者に対する口腔のケアの役割

口腔のケアの役割には、「口腔内をキレイにするケア」と「口腔機能を保つケア」があり、これらが合わさって、口の健康を保つことができます。

■ 口の健康を保つ口腔のケア
- 口腔の機能維持・回復
- 唾液分泌の促進
- 糖尿病・認知症の予防
- 誤嚥性肺炎の予防
- おいしく食事が摂れる環境づくり

⑤ 高齢者に対する口腔のケアと指導の実践

(1) 義歯の清掃・保管方法

義歯を快適に使い続けるためには、自分の歯と同じように手入れが必要です。

① 歯ブラシまたは義歯専用ブラシを使って流水下で歯や義歯床を磨く
② 歯間ブラシや歯ブラシを使ってクラスプを磨く
③ 清潔な水に義歯を浸して保管しておく
　※義歯洗浄剤は毎日使用しましょう。

(2) 唾液分泌促進のための「唾液腺マッサージ」

お口の中には唾液腺と呼ばれる唾液の出やすいポイントがあります。この唾液腺をやさしくマッサージすることにより、唾液の分泌が促進され、うるおいのある健康なお口に近づきます。

Point
唾液腺マッサージはいきなり始めるのではなく、「今から唾液腺マッサージを行います」と必ず事前に声をかけましょう。お顔に触れられるのを嫌う方もいますから、声かけ・説明は必須です。実際に患者さんご自身でマッサージしてもらって、ご家庭でも積極的に取り入れていただきましょう。食前や就寝前に行うとより効果的です。

耳下腺マッサージ

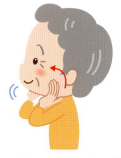

頬に親指以外の4本の指を当て、上顎臼歯部あたりを後ろから前へ向かってゆっくりと10回まわします。

顎下腺マッサージ

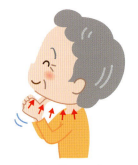

耳の下から顎の下まで5ヵ所に分けて親指を順番に当てて10回ずつ押します。

舌下腺マッサージ

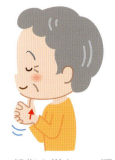

両手の親指を揃えて、顎の下から舌を押し上げるようにゆっくりと10回押します。

引用：日本摂食・嚥下リハビリテーション学会医療検討委員会：訓練法のまとめ(2014版), 日摂食嚥下リハ会誌・18：55-89, 2014

(3) 口腔の筋力アップのために「パ・タ・カ・ラ体操」

口唇や口の中にはさまざまな筋肉や神経が存在しています。パタカラ体操とは、

高齢者と口の健康

食事の際に食べものをうまくのどの奥まで運ぶための動作に必要な口の動きを鍛える体操です。咀嚼の向上や誤嚥予防に大きな効果が期待できます。
「パ・タ・カ・ラ」とできるだけ大きな声ではっきりと発音しましょう。

「パ」口唇の筋力 ………… 食べ物を口からこぼすことなく摂取するための訓練
「タ」舌の前方の筋力 ……… 食べ物を押しつぶす、嚥下しやすくするための訓練
「カ」舌の後方の筋力 ……… 食べ物をスムーズに食道へ運ぶための訓練
「ラ」舌の上方の筋力 ……… 食べ物を嚥下しやすくするための訓練

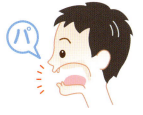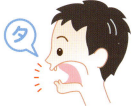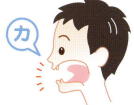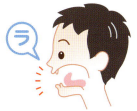

| しっかりと唇を閉じる動き | 食べものの塊をつぶす動き | 気道を閉じる動き | 食べものをまとめる動き |

引用：日本摂食・嚥下リハビリテーション学会医療検討委員会：訓練法のまとめ（2014版）．日摂食嚥下リハ会誌・18：55-89，2014

＜超高齢社会における歯科衛生士の役割＞

最近の厚生労働省の調査結果によると、日本人の死因の第3位が「肺炎」となっています。肺炎で亡くなる高齢者のうち、その多くは誤嚥性肺炎が原因となっています。誤嚥性肺炎は、本来空気が入る気管に誤って食べ物や唾液が入る誤嚥によって口腔内や咽頭部の細菌が肺の中に入り引き起こされます。口腔内を清潔に保つことやしっかり噛めるお口であることが重要になってきます。

超高齢社会においては、高齢者の「口の健康」を守ることが歯科衛生士の重要な役割といえます。身近な人から定期的な歯科受診を呼び掛け、充実した食生活を送るためにも、積極的に口腔のケアに取り組みましょう。

口腔内を清潔に保つ 定期的な歯科検診 口腔機能の維持・向上

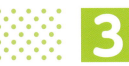
3 糖尿病と口の健康

① 糖尿病と歯周病

糖尿病と歯周病は、どちらも慢性の疾患です。糖尿病を有する患者さんは、血管障害、免疫力の低下、創傷治癒不全が認められ、易感染性であるといわれています。さらに、歯周病は、糖尿病合併症の1つにあげられています。

う蝕や歯周病を予防するためには、歯科医院に定期的に受診することをすすめ、適切な保健指導を学んでもらうことが大切です。

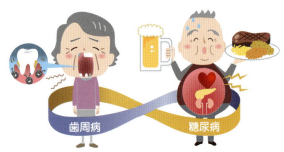

糖尿病と歯周病には密接な関わりがあります。

② 糖尿病の患者さんの口腔内

糖尿病の患者さんは易感染性なだけでなく、唾液の減少により口腔内の自浄作用が低下し、さまざまな口腔内疾患に対して高いリスクを抱えています。その口腔内で見られる特徴を下の図に示します。

糖尿病患者の口腔内の特徴

① 唾液分泌量の低下
② 高いう蝕活動性
③ 歯肉の炎症初見と歯槽骨破壊の進行
④ 創傷治癒不全・易感染症

Point
糖尿病と歯周病は相互関係にあり、血糖コントロールが悪いと、口の中にも症状が現れます。

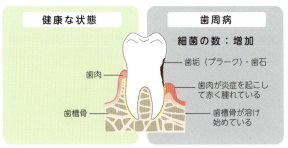

歯周病の原因は歯垢の中に存在する細菌

③ 糖尿病の患者さんが歯科受診する際のチェックポイント

問診だけでなく、糖尿病連携手帳の内容と検査値もチェックしておきましょう。

■ 既往歴および服用薬の確認

これまでの糖尿病に関する治療内容や、入院歴、栄養指導、糖尿病教室受講歴などを把握しておくことが必要です。

■ 糖尿病連携手帳の有無を確認

糖尿病連携手帳には（歯周病・口腔清掃・出血・口腔乾燥・咀嚼力・現在歯・インプラント・義歯・症状・次回受診）といった情報が記載されています。来院時には持参してもらい内容を確認しましょう。糖尿病はかかりつけ医と上手な連携をとることで歯科からも改善が望めます。そのためにかかりつけ医を確認し、糖尿病連携手帳を活用しましょう。

■ コントロール状態の把握

検査値（HbA1c、空腹時血糖、食後2時間値）からコントロールの状態を把握します。合併症予防のためのHbA1c目標値は7.0％未満ですが、低血糖などの副作用を考慮して個別に設定されているため、7.0％以上の患者さんについてはコントロール状態について内科担当医に照会しましょう。

検査値と合併症予防のための目標（成人、妊婦は除く）

検査値	合併症予防のための目標
HbA1c	7.0% 未満
空腹時血糖値	130mg/dL 未満（おおよその目安）

（一般社団法人日本糖尿病学会：糖尿病治療ガイド 2016-2017 を参照）

■ 低血糖症状の有無

治療中は、特に低血糖による意識低下に注意が必要です。今までそうした経験があるか、その際、本人が対処できているかを確認しましょう。また、低血糖の状態を避けるために、空腹時の診療は控える必要があります。

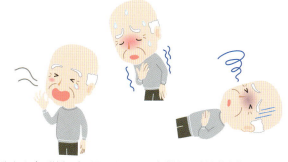

生あくび、動悸、冷や汗、けいれん、意識低下は低血糖症状のサイン

> **HbA1c（ヘモグロビン・エイワンシー）とは？**
> 糖と結びついたヘモグロビンが何％あるかを示す値で、採血時点から過去1～2ヵ月の血糖の状態を表しています。正常値はおおよそ6.0％未満。コントロール状態の目安になっており、合併症予防のためのHbA1cの目標値は7.0％未満とされています。

④ 糖尿病の患者さんの口腔のケアと指導の実践

計画・スケジュール

初診時、問診で確認すること

- 診断名、現在の治療内容について
- 既往歴
- 内服薬について
- 合併症について
  細小血管障害（神経障害・網膜症・腎症）
  大血管障害（壊疽・脳梗塞・狭心症・心筋梗塞）など

口腔のケア中に注意すること

- 低血糖症状の出現：生あくび、冷汗、動悸、けいれん、意識低下。
- 易感染性のため歯周病の悪化や治癒遅延を招きやすい状態になっています。

口腔のケア後に注意すること

- 定期受診の必要性：糖尿病の合併症が発症しない状態を維持するためにも歯科定期受診が必要であることを説明します。
- 患者教育
  ・患者さんの口腔内の現状を理解してもらいます。
  ・内科で受けた栄養指導の内容が実践できるような口腔の健康を維持します。
  ・禁煙・減煙を促します。
  ・セルフケアの確立：来院し治療を受けるだけでは歯周病も糖尿病も良くならないので、セルフケアが治療成功のカギとなることを説明します。

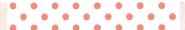

糖尿病と口の健康

＜糖尿病の合併症＞

糖尿病の合併症は下の図に示すように、細小血管障害「し・め・じ」（神経障害、網膜症、腎症）や、大血管障害「え・の・き」（壊疽、脳梗塞、狭心症・心筋梗塞）があげられます。

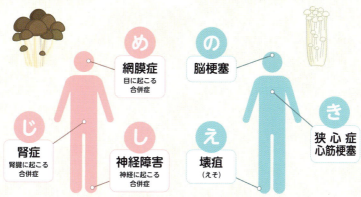

＜妊婦と糖尿病＞

妊娠時に糖尿病だった場合、正常血糖の妊婦に比べ糖尿病になる危険が7.4倍高くなるという報告もあります。特に妊娠中期以降は、血糖値が上昇しやすくなっています。診療室で妊婦さんや妊娠の可能性がある方に接する機会があれば、女性のライフサイクルを考えた視点で接したいものです。

＜歯周病の治療と糖尿病＞

2型糖尿病に罹患している患者さんに対して歯周治療を行うと、歯周治療を行っていない患者さんと比較して、HbA1c値が平均0.4％低下すると言われています。HbA1c値が1％下がると大血管系の心筋梗塞が14％、狭心症は12％、小血管系の微小血管障害が37％、さらに末梢血管疾患が43％リスクが低下するという報告があることからもわかるように、合併症予防のために血糖コントロールは必須です。

＜糖尿病教室＞

糖尿病教室は、糖尿病の患者さんに糖尿病を正しく理解してもらい、適切な血糖管理ができるよう教育する場です。当院の糖尿病教室には、医師・歯科医師・看護師・管理栄養士・薬剤師・理学療法士・臨床検査技師・歯科衛生士が係わっており、それぞれの視点から患者教育を行っています。また、HbA1cの値が7％を超えている患者さんには歯科受診をすすめています。

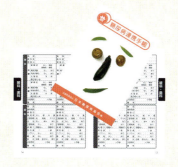

4 心臓の病気と口の健康

① 心疾患と口腔衛生

心疾患を有する患者さんの歯科治療時には注意が必要です。抜歯や外科的処置、歯石除去など、出血を伴う口腔粘膜の処置により一過性の菌血症をきたします。歯科衛生士としてメインテナンスや周術期管理において全身状態を把握し、患者と関わることで安全に治療を行うことができます。感染性心内膜炎の予防には抗菌薬の予防投与のみでなく、日頃の口腔衛生も重要です。

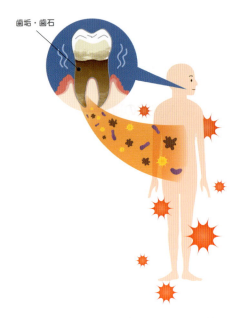

菌血症：細菌が血液中に侵入した状態。

注意すべき疾患

- 虚血性心疾患（狭心症・心筋梗塞）
- 心臓弁膜症
- 高血圧
- 糖尿病
- 不整脈
- 先天性心疾患

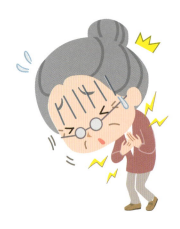

② 心疾患を有する患者さんの口腔内の状態

注意すべき疾患を考慮し、下記の点に気を配りましょう。

- 抗血栓薬（抗凝固薬・抗血小板薬）を服用している場合が多いため、出血しやすい傾向があります。
- 口腔衛生が不良であると感染性心内膜炎（IE）のリスクが増加します。
- 歯科治療が感染性心内膜炎（IE）の原因になることがあります。
  ※ブラッシングやスケーリング時にも注意が必要です。

> **感染性心内膜炎（IE）とは？**
> 血液中に細菌が侵入し、心内膜や弁膜に付着して感染巣をつくる敗血症の1つです。弁膜症（弁置換術後も）や先天性心疾患患者の場合に高リスクになり、重傷の場合には心不全や塞栓症を引き起こします。

③ 心疾患を有する患者さんのチェックポイント

歯科衛生士が口腔のケアを行う前に、下記の点を確認しましょう。

■ 内服薬の確認

抗血栓薬の種類と飲んでいる時間（朝食後、朝・夕食後など）を確認します。DOAC（直接作用型経口抗凝固薬）と呼ばれるリクシアナ®、エリキュース®、プラザキサ®、イグザレルト®は服用後2、3時間で最高血中濃度に達するので、飲んだ時間の確認が必要です。

代表的な抗凝固薬と抗血小板薬

抗凝固薬	ワーファリン®、リクシアナ®、エリキュース®、プラザキサ®、イグザレルト® など
抗血小板薬	バイアスピリン®、パナルジン®、プラビックス® など

■ 感染性心内膜炎予防

高リスク患者に対しては、ブラッシングやプロービングなどを行う際も、事前に必ず抗菌薬の予防投与をする必要があります。予防投与を行っていない場合は、歯肉に歯ブラシ等を当てないように注意します。

Point できるだけストレスを与えないことを心がけ、処置時間を短くするように留意しましょう。

歯科処置に際して感染性心内膜炎の予防のための抗菌薬投与が必要な患者（JCS2008）

Class Ⅰ：特に重篤な感染性心内膜炎を引き起こす可能性が高い心疾患で予防すべき患者	人工弁置換患者、感染性心内膜炎の既往を有する患者、複雑性チアノーゼ性先天性心疾患、体循環系と肺循環系の短路造設術を実施した患者
Class Ⅱa：感染性心内膜炎を引き起こす可能性が高く、予防した方がよいと考えられる患者	ほとんどの先天性心疾患患者、後天性弁膜症患者、閉塞性肥大心筋症患者、弁逆流を伴う僧帽弁逸脱患者
Class Ⅱb：感染性心内膜炎を引き起こす可能性が必ずしも高いことは証明されていないが、予防を行う妥当性が否定できない患者	人工ペースメーカーあるいはICD植え込み患者、長期にわたる中心静脈カテーテル留置患者

■ 直近の血液検査結果の確認

ワーファリン® 服用の場合は、口腔のケアの前に PT-INR を確認しましょう。

> **PT-INR とは？**
>
> 「プロトロンビン時間 国際標準比」を示す血液検査値で、血液の固まりにくさ（抗凝固）の指標です。ワーファリン® の効果の目安になっています。正常値は 1.0 で、この値が高くなるほど血液が「サラサラ」になっていますが、同時に出血が止まりにくくなっていることを意味します。疾患によって目標値は若干異なりますが、日本人の場合、1.5～3.0 くらいの範囲でコントロールされているようです。抜歯などの観血的処置の場合は、3.0 以下で行うことになっています。

④ 心疾患を有する患者さんへの口腔のケアと指導の実践

計画・スケジュール

初診時、問診で確認すること

- 診断名、現在の治療内容
- 既往歴（手術歴、発作・感染性心内膜炎の既往など）
- 内服薬
- 合併症（高血圧、不整脈など）
- ペースメーカー、ICD（植え込み型除細動器）使用の有無

口腔のケア前に確認すること

- ワーファリン® 服用中の場合は、直前の PT-INR が 3.0 以下であるか
- 感染性心内膜炎のリスクがある患者さんの場合、1 時間前に抗菌薬を飲んできているか
- 狭心症の患者さんの場合、発作時の舌下錠やスプレー持参の有無

口腔のケア中に注意すること

- なるべく短時間での無痛処置を心がけ、過度なストレスを与えないようにします。
- 抗凝固薬や抗血小板薬服用中の場合、出血に注意します。

心臓の病気と口の健康

■ 患者教育のポイント：「口腔衛生の必要性について」

　※要治療歯を放置すると感染性心内膜炎が高い頻度でみられます。

　※歯肉や歯周を傷つけるセルフケアは菌血症の誘因になります。

　　→・歯科定期受診、口腔衛生の重要性

　　　・その人に合った歯ブラシなど清掃用具の選択、適切な使用方法の習得

　※感染性心内膜炎のリスクが高く、人工弁置換術などの心臓の手術を予定している
　　場合は、術前に上記のような患者教育をしっかりと行います。

■ 終了後、きちんと止血できているかを確認します。

人工弁置換術とは？

何らかの原因によって、うまく機能しなくなった心臓弁を人工の弁に置き換える手術です。この手術の既往のある患者さんに対して、出血を伴うようなスケーリングをする際には、抗菌薬をあらかじめ予防投与しておく必要があります。他に先天性の心疾患や弁膜症のある患者さんも予防投与の対象となりますので、注意しましょう。

口腔のケア後に注意すること

■ 出血が止まらない場合や体調に異変などあれば、すぐに連絡してもらいましょう。

心臓の病気と口の健康

5 脳血管の病気と口の健康

① 脳血管障害

脳血管障害とは、大きく分けて、脳の血管が破れて起きる「脳出血」、「くも膜下出血」と、脳の血管が詰まって起きる「脳梗塞」があります。脳血管障害による後遺症は、脳がダメージを受けた部位によって障害が異なります。麻痺の他に、記憶障害・視覚知覚障害・嚥下障害・咀嚼障害・言語障害などがあり、軽度から重度の意識障害がみられることもあります。

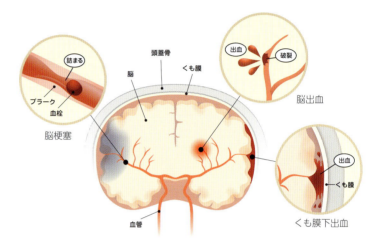

脳血管障害の病態

② 脳血管障害を有する患者さんの口腔内の状態と嚥下障害

脳血管障害にみられる後遺症

- 麻痺や嚥下障害がみられます。
- 麻痺側の口腔内は食物残渣が溜まりやすい傾向があります。
- 脳血管障害急性期では約30％の患者さんに嚥下障害がみられます。
- 嚥下障害による誤嚥は、誤嚥性肺炎を引き起こす恐れがあり注意が必要です。

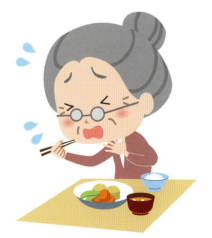

嚥下障害による誤嚥は、誤嚥性肺炎を引き起こす恐れがあり注意が必要。

③ 脳血管障害の患者さんのチェックポイント

意識障害や嚥下障害、麻痺の程度を確認しましょう。
（自分でできるか？ 介助が必要か？ 残された機能を維持するために健側や代替での口腔のケアを促します。）

■ 内服薬の確認

脳梗塞の既往のある患者さんの多くは、抗凝固薬や抗血小板薬を服用しています。問診や治療前に忘れずにチェックしましょう。

代表的な抗凝固薬と抗血小板薬

抗凝固薬	ワーファリン®、リクシアナ®、エリキュース®、プラザキサ®、イグザレルト® など
抗血小板薬	バイアスピリン®、パナルジン®、プラビックス® など

■ その他の合併症の有無

糖尿病・高血圧など合併している場合が多いので、内服薬の確認が必要です。

■ 麻痺側の有無の確認

・麻痺部位の確認
・摂食・嚥下機能の状態
（「⑮ 食べること、飲み込むこととお口の健康」P62 参照）

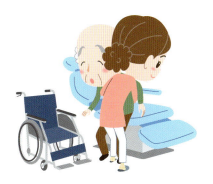

④ 脳血管障害を有する患者さんの口腔のケアと指導の実践

計画・スケジュール

初診時、問診で確認すること

■ 診断名、現在の治療内容について

- ■ 既往歴
- ■ 服用薬
- ■ 合併症（糖尿病、高血圧など）

初診時の評価項目

- ■ 歯式
- ■ パノラマＸ線撮影
- ■ 歯周組織検査
- ■ 口腔内写真撮影

口腔のケア前に注意すること

- ■ 患者さんに誤嚥させない体位、術者が楽にできる体位を保つことが重要です。
    - ＜全介助の場合＞
        - ・ベッド上で口腔のケアを行います。
        - ・ポジショニングはベッドギャッジアップ30°を保ちます。
        - ・頭に枕・膝に枕を入れ体幹を安定させます。
    - ＜片麻痺がある場合＞
        - ・側臥位の時は健側を下・麻痺側を上・体を枕で固定します。
        - ・顔を横に向けます（この際、誤嚥に注意）。
        - ・麻痺側に汚れが溜まりやすいので注意してください。

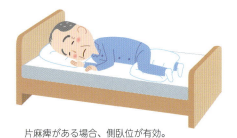

片麻痺がある場合、側臥位が有効。

口腔のケア中に確認すること

- ■ 意識障害の患者さんへも必ず声かけをしてから開始します。
- ■ 安全な姿勢を確保します。
- ■ 義歯の有無と取り扱い：
    - ・義歯に付着しているプラークも誤嚥性肺炎の原因になりやすいので注意が必要です。
- ■ 口腔のケア

Point
麻痺がある場合、感覚が鈍くなるため、なるべく無痛処置を心がけましょう。

脳血管の病気と口の健康

① ポジショニングを決める。
② 吸引器または膿盆の準備。
③ 口唇、口腔内の確認（義歯の有無と着脱も確認します）。
④ 吸引を行いながら、スポンジブラシ、歯ブラシなどで清掃（誤嚥に注意）。

■ SpO₂（経皮的動脈血酸素飽和度）モニターの確認
　・口腔のケア開始前の数値を確認しておきます。
　・SpO₂ 基準値：おおむね 96％以上（90％以下になったら危険）。

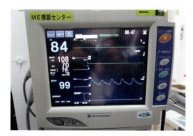

生体情報を示すモニター。心電図、心拍数、血圧、体温といったバイタルサインを継続的に測定し、異常が発生した時にはアラーム音などで知らせます。

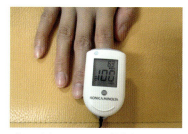

パルスオキシメーター。侵襲することなく脈拍数とSpO₂をリアルタイムでモニターするための医療機器です。

SpO₂（経皮的動脈血酸素飽和度）とは？

赤血球中のヘモグロビンのうち、酸素と結合しているヘモグロビンの割合のことを示し、動脈血中にどの程度の酸素が含まれているかを示す指標となります。正常な動脈血の酸素飽和度はおおむね96％以上であり、酸素飽和度が90％以下の場合は呼吸不全が疑われます。

口腔のケア後に確認すること

■ 誤嚥していないかどうかを確認します。以下の症状がみられる時は誤嚥の疑いがあります。速やかに対処するか、応援をお願いしましょう。
　・喉からゴロゴロ音がしてしている
　　　→ゴロゴロ音があれば、看護師に吸引してもらいます。
　・発声させてみて声がおかしい
　　　→痰や水分が絡んだような声は注意！おかしければ咳を促します。
　・SpO₂の値が下がっている
　・顔色が悪い
　・声が出ない

6 がんと口の健康

① がん

がんの宣告を受けた患者さんは、精密検査を受け、がんの部位、種類、進行度（がんの大きさ、広さ、深さ、転移の有無）を確認する必要があります。歯科衛生士としては、口腔内に起きる口内炎などの症状に対してはもちろんですが、倦怠感や吐き気などにより、セルフケアが困難な患者さんに対しての関わり方にも注意しなければなりません。

> ＜がんの進行度＞
> がんの進行度は大きく3つに分類されています。
> 1. がんの大きさ（広がり）
> 2. リンパ節への転移の有無
> 3. 他の臓器への転移
>
> 1. 限局：原発部位付近に腫瘍がとどまっている。
> 2. 領域：所属リンパ節転移や隣接する臓器に浸潤がみられる。
> 3. 遠隔：遠隔リンパ節や遠隔臓器に転移している。

② がん治療中の患者さんの口腔内の状態

私たちの口腔内の様子、環境は十人十色です。病気やその治療によってさらに口腔内の状況は異なってきます。投薬の副作用や免疫力低下による口腔粘膜炎、口腔乾燥、口腔カンジダ症、口唇の炎症や損傷、歯牙との接触による粘膜の損傷や炎症（潰瘍など）、味覚障害、嚥下機能の低下は、患者さんの食生活に影響を及ぼします。

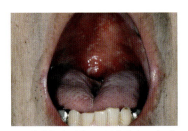

口腔粘膜炎（口蓋）。口腔粘膜炎はがん化学療法剤が直接作用して症状が出現する場合と、骨髄抑制により二次的に出現する場合があります。

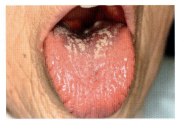

口腔乾燥（舌）。普段の唾液量と比べ、少なくなる場合があり、粘性唾液となることがあります。

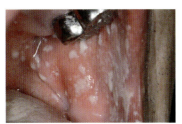
口腔カンジダ症（頬粘膜）。白斑の部分がカンジダの菌塊で、ガーゼなどでこすると剥がれます。炎症や痛みの原因になります。

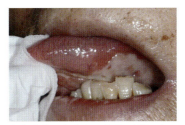
潰瘍（舌）。歯列不正の歯牙の刺激によって舌などの粘膜に炎症（潰瘍など）が発症することがあります。

カンジダ菌は普段から口腔内にいます

日和見感染により、カンジダ菌や口腔内の常在菌が活発化し、発症します

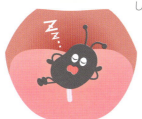 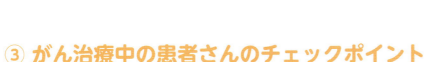

・口の中がピリピリ痛む
・粘膜に白い膜ができる
　　　　　　　　　　など

③ がん治療中の患者さんのチェックポイント

全身的なもの（患者さんの既往歴・現病歴など）、口腔内の状態や生活習慣も含めて、下記のことを確認します。

■ 患者さんの状態、状況、主訴の確認
（家族、担当看護師からの依頼を含む）
・セルフケアの状況
（磨き残し部分の確認、使用している清掃用具）
・疼痛の有無
・経口摂取、嚥下の状況
・患者さんの意思や家族からの要望

■ 口腔内の観察
いきなり口の中をみるのではなく、口角が切れていないか、口唇が乾燥していないか、開口状態などをまず最初に確認します。

<口唇、口角の状況>
・口唇の発赤や腫脹、損傷、乾燥の有無
・口角の損傷、炎症の有無

<口腔内の状況>
・残存歯の有無とその状況、補綴物の有無とその状況、清掃状態、乾燥の有無
・疼痛や損傷の有無、粘膜の状況（CTCAE-version3.0 による評価）など

<義歯の利用や管理状況>
・義歯の有無と清掃状態を確認

CTCAE とは？

有害事象共通用語規準（Common Terminology Criteria for Adverse Events）の略語で、世界共通で使用されることを意図して作成された有害事象に関しての評価規準です。血液や心臓、消化器系など、全身における障害がグレード別に分類されています。下記の表には、口腔粘膜炎をグレード別に分類したものを示しています。現在は version 4.0 まで発表されています。
※ version 3.0 は、口腔粘膜障害を評価する指標です。

	Grade1	Grade2	Grade3	Grade4	Grade5
診察所見	粘膜の紅斑	斑状潰瘍または偽膜	融合した潰瘍または偽膜 わずかな外傷で出血	組織の壊死 顕著な自然出血 生命を脅かす	死亡
機能／症状	わずかな症状で摂食に影響なし	症状があるが、食べやすく加工した食事を摂食し嚥下することはできる	症状があり、十分な栄養や水分の経口摂取ができない	生命を脅かす症状がある	死亡

CTCAE v3.0 日本語訳 JCOG/JSCO 版 2007 年 3 月 8 日より

がんと口の健康

＜がんの三大療法＞

がんの治療には大きく分けて3種類の方法があります。患者さんにとって、どの治療方法が最も効果を期待できるかを、さまざまな検査を行いながら探っていきます。

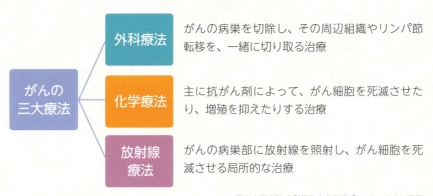

岡山大学病院 歯科衛生士室作成パンフレットより抜粋

＜化学療法（抗がん剤）＞

抗がん剤には、点滴・注射・内服があります。点滴は、通院して外来で行う場合と、入院して行う場合に分かれます。血液を通しての治療になるため、健康な細胞にも悪影響を及ぼし、さまざまな副作用が現れます。

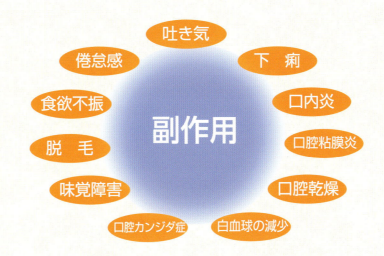

＜放射線療法＞

放射線を当てる部位によっては、一時的に皮膚や粘膜に炎症が起きるなどの副作用が現れることがあります。放射線が口腔内に照射される場合は、口腔粘膜炎が発現します。また、放射線照射後は、抜歯をすると顎骨骨髄炎や顎骨壊死を引き起こすため、注意が必要です。

7 抗がん剤と口の健康

① 抗がん剤

抗がん剤（抗悪性腫瘍薬）による治療を受けている患者さんには、口腔内のトラブルが約40％と高い頻度で発生します。口腔内における副作用は、痛みや不快感を伴うだけでなく、会話や食事といった普段の生活にも支障をきたし、患者さんのQOLを著しく低下させてしまいます。そのため、歯科衛生士として患者さんの口腔管理を支援することは大変重要です。

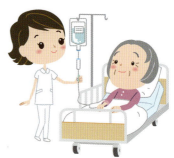

場合によっては歯科治療を中断することもあります。

② 抗がん剤によるお口への影響

抗がん剤によって、体のさまざまなところで副作用が出現します。中でも、特に口腔内は次のような点からトラブルが発生しやすい器官といえます。

- 口腔内の粘膜細胞は分裂が盛んなため、抗がん剤の影響を受けやすい。
- 食事や会話などで動かす頻度が多く、粘膜が外的刺激を受けやすく治りにくい。
- 体の中でも特に細菌数が多い場所であり、免疫力の低下により、口腔内細菌による感染のおそれがある。

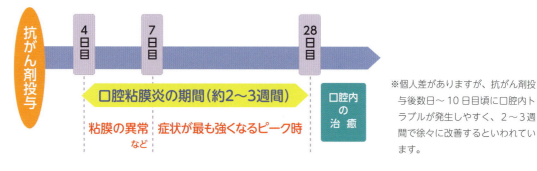

※個人差がありますが、抗がん剤投与後数日～10日目頃に口腔内トラブルが発生しやすく、2～3週間で徐々に改善するといわれています。

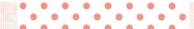

③ 抗がん剤治療中または予定患者さんのチェックポイント

患者さん一人ひとりの口腔内環境におけるトラブル発生のリスクや、抗がん剤による副作用の出現の有無を確認します。

■ **口腔粘膜炎**
粘膜の疼痛、発赤、腫脹、びらん、潰瘍、味覚障害などです。
※抗がん剤による粘膜への直接作用によるものと、免疫力低下が原因で２次的に起こるものがあります。

■ **口腔乾燥**
抗がん剤の副作用により、口腔乾燥がみられます。う蝕や口腔カンジダ症のリスク増加や、摩擦や刺激時の創傷の誘因にもなります。

■ **口腔カンジダ症**
免疫力低下により、口腔内常在菌である真菌による症状が出ることがあります。
白色病変を伴うことが多く、口腔衛生管理と抗真菌薬の使用が有効です。

■ **う蝕、歯周病の確認**
歯性感染や、悪化・急発の可能性があります。症状が出ても好中球減少期には処置や治療ができないことがあります。

■ **口腔衛生状態の確認**
口腔内細菌が多いと、う蝕や歯周病のリスクが高まります。また、傷口などからも感染しやすくなります。

■ **歯牙の鋭縁や、不良補綴物がある**
粘膜の損傷や炎症の原因になることがあります。

■ **歯列不正がある**
歯が粘膜や舌に当たることで炎症が起きることがあります。
プラークコントロール不良の可能性が高まります。

■ **義歯が不適合でないか**
傷口や義歯性潰瘍からの感染のリスクが高まります。

■ **顎骨壊死のリスクがある薬の使用がないか**
※顎骨壊死については「⑧ くすりと口の健康」P37 を参照してください。

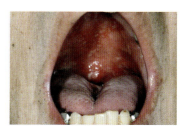
口腔粘膜炎は、症状の程度によってグレード別に分けられています。
※（「⑥ がんと口の健康」P30 CTCAEv3.0 の表参照）

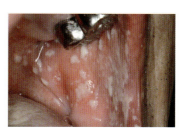
粘膜に白い膜ができたり、口の中がピリピリ痛むといった症状が現れます。

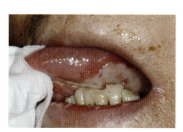
歯の刺激で舌に潰瘍ができることがあります。

④ 抗がん剤治療中または予定患者さんの口腔のケアと指導の実践

> 計画・スケジュール

初診時、問診で確認すること

- 診断名、現在の治療内容、がん治療計画について
- 既往歴
- 服用薬、静注薬について

口腔のケア前に確認すること

- 当日の体調→体調に応じて処置内容も検討が必要
- 直近の血液検査結果（白血球数、好中球数、血小板数など）
  ※右ページのコラム参照
- 口腔・口唇乾燥、味覚障害などの自覚症状があるか

口腔のケア中に注意すること

- 体調の変化がないか、気をつけながら行います。
- 白血球や血小板の値が低い場合は、出血させないように注意します。
  出血した場合は止血の確認を必ず行います。
- 口腔、口唇乾燥がある場合は、口角や頬粘膜を引っ張りすぎないように注意します。
  →口腔のケアを始める前に、保湿剤やワセリンを使用すると良いでしょう。

歯科衛生士の指導におけるポイント

- できるだけ抗がん剤治療開始前に口腔内のクリーニング、患者教育、セルフケア指導を済ませておきます。
  ※口腔衛生・粘膜保護の重要性、今後起こりうる口腔内トラブルの説明を行います。
  ※患者さんの口腔内環境に合わせた指導（適宜、軟毛歯ブラシや保湿剤の提案）が必要です。
- 治療経過や抗がん剤の投与間隔などをしっかり把握し、副作用の出現時期や状態に配慮し介入します。口腔内の異常を感じたら、早めに申し出てもらいましょう。

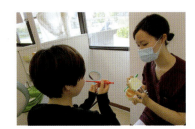

TBIの様子。模型などを使って丁寧な説明を心がけましょう。

抗がん剤と口の健康

<一般血液検査の基準値> （岡山大学病院 検査部）

・赤血球（RBC）… 男性：435～555万／μL
　　　　　　　　… 女性：386～492万／μL
・白血球（WBC）：3,300～8,600／μL
・血小板（PLT）：15.8～34.8万／μL
・好中球（NE）：35～73%（白血球百分率）

基準値よりも低い場合は注意が必要です。特に、血小板の値が5万／μLを切っている場合は、歯ブラシによる出血にも注意が必要なため、歯科衛生士による口腔のケアが望ましいです。患者さんごとの状態や今後の血球推移を踏まえ、担当医と相談してその日の処置内容を検討しましょう。

<患者さん説明用のパンフレット>

主に初診の患者さんに対して、患者教育や指導を行う際にパンフレットを活用する方法があります。抗がん剤治療中の口腔内管理の重要性や起こりうる口腔内トラブル、セルフケアのポイントなどを分かりやすく視覚的に説明するのに効果的です。

（↓岡山大学病院歯科衛生士室作成パンフレットより抜粋）

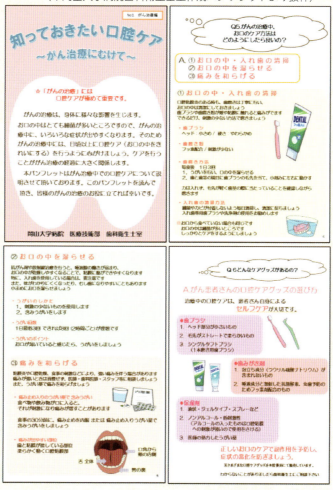

8 くすりと口の健康

① くすり

現在、歯科医院を受診される患者さんの多くは何らかの疾患に罹患し、複数の薬を服用している場合も少なくありません。歯科衛生士においても、有病者の全身疾患や内服薬についての把握と適切な対応が求められています。患者さんの医療情報の的確な把握が安全で効率のよい診療につながります。

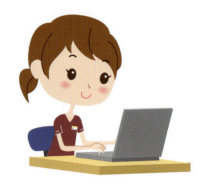

注意すべきくすり

- 抗血栓薬（抗凝固薬・抗血小板薬）
- 副腎皮質ステロイド・免疫抑制薬
- ビスホスホネート（BP）製剤・デノスマブなど
- 抗悪性腫瘍薬
- その他（糖尿病治療薬・降圧薬・抗てんかん薬）など

抗血栓薬とは？
血栓が微小血管に詰まることで血流障害が起こり、脳や心臓で虚血性病変、梗塞などが引き起こされます。このような症状を予防するために抗血栓薬の投与が行われます。

ビスホスホネート(BP)製剤とは？
破骨細胞の機能に影響を及ぼし、骨吸収を抑制します。骨粗鬆症の患者さんや「がん」が骨に転移した患者さんなどに使用されています。

② くすりを服用している患者さんの口腔内の状態

くすりの種類によって、歯科治療に影響のある症状や口腔内疾患が現れることがあります。以下の薬剤は特に注意が必要です。

- 抗血栓薬（抗凝固薬・抗血小板剤）を服用中の場合は、止血時間の延長傾向があります。

- ビスホスホネート（BP）製剤を服用中の場合は、抜歯などの外科処置を行った後に、顎骨壊死や顎骨骨髄炎が発現する可能性があります。

＜MRONJ（薬剤関連性顎骨壊死）＞

ビスホスホネート（BP）製剤およびデノスマブに関連した顎骨壊死で、BRONJ（ビスホスホネート関連顎骨壊死）やARONJ（骨吸収抑制薬関連顎骨壊死）とも呼ばれています。
特定の薬剤に関連して起こる顎骨壊死で、歯肉が欠損して骨が露出し、やがて腐骨が形成される症状のことをいいます。

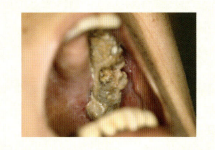

臨床症状：顎骨の露出、歯肉の腫脹、疼痛、発赤、排膿など。
※主に、以下の薬剤の使用により発症のリスクがあるといわれています。

・ビスホスホネート（BP）製剤

経口用製剤	ダイドロネル®、フォサマック®、ボナロン®、アクトネル®、ベネット® など
注射用製剤	ゾメタ®、アレディア®、オンクラスト®、テイロック®、ビスフォナール® など

・デノスマブ（ランマーク®）
・血管新生阻害作用を持つ抗がん剤（アバスチン® など）

※これらの薬剤を使用している患者さんに抜歯などの顎骨に及ぶ外科処置を行うことで発症することが報告されています。その他では、感染病巣の放置や義歯性潰瘍などにより生じることがあります。

③ くすりを服用している患者さんのチェックポイント

歯科治療を始める前に、以下のことをチェックして、必要があればかかりつけ医、薬剤師に問い合わせましょう。

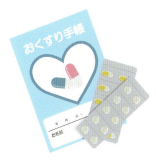

■ 内服薬（おくすり手帳）の確認
　・種類（どんな疾患に対する薬なのか）
　・使用頻度（1日の服用回数、服用時間）

■ 内服薬についての情報を調べる（添付文書から）
　・副作用、注意事項
　・併用禁忌薬の有無
　・併用注意薬の有無
　・歯科診療上の注意点と対応について
■ 薬チェックシートを活用し、きちんと服用しているかどうかを確認
■ 常用薬からの全身疾患の把握
■ PT-INR
■ 照会（診療情報提供書）の必要性

④ くすりを服用している患者さんの口腔のケアと指導の実践

> 計画・スケジュール

初診時、問診で確認すること

■ 診断名、現在の治療内容について
■ 既往歴
■ 内服薬について
■ 合併症について

口腔のケア前に確認すること

■ 服用した時間
　※ DOAC（直接作用型経口抗凝固薬）と呼ばれるリクシアナ®、エリキュース®、プラザキサ®、イグザレルト® を服用中の場合。

> **DOAC（直接作用型経口抗凝固薬）とは？**
> 近年、使用頻度が増えてきている経口抗凝固薬のことで、ワーファリン® と同等の効果があり、ワーファリン® よりも消化管出血や頭蓋内出血のリスクが低いといわれています。

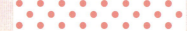

くすりと口の健康

■ 患者教育：くすりの副作用による口腔内の様々な症状に対する適切な口腔清掃指導（特に MRONJ 発症予防には口腔のケアが重要。）

■ 血液検査結果の確認

■ ワーファリン® 服用中の場合は、直前の PT-INR の確認（観血的処置の場合は、3.0以下であることが必要です。）

■ 体調の確認

■ 初診時は血圧・脈拍測定

口腔のケア中に注意すること

■ 抗血栓薬服用中の場合は、出血に注意します。

■ 終了後、きちんと止血できているか確認します。

■ 白血球や血小板の値が低い場合は、出血させないように注意します。
　・感染予防のため毎食後歯磨きとうがいを行います。その際、口腔内を傷つけないように軟らかい歯ブラシでやさしくブラッシングすることを心がけます。
　・出血した場合は止血の確認を必ず行いましょう。

■ 口腔、口唇乾燥がある場合は、口角や頬粘膜を引っ張りすぎないように注意します。
　＜加湿・保湿の方法＞
　・口腔のケアを始める前に、保湿剤やワセリン等を塗布し、粘膜の保湿を行います。
　・唾液腺をマッサージして唾液の分泌を促します。
　・嚥下体操（舌の体操やパタカラ体操　「② 高齢者と口の健康」P14 参照）
　・ぶくぶくうがい（1 日 3 回頬を動かしお口の中でぶくぶくうがいを行います。保湿効果の高いマウスウォッシュを使用するとより効果的です。）
　　※保湿剤の使い方は、「⑪ 経管栄養と口の健康」P51 参照。
　・マスクを使用し水分の蒸発を防ぎます。

口腔のケア後に注意すること

■ 出血が止まらない場合や体調に異変などあれば、すぐに連絡してもらいましょう。

9 手術前の口の健康

① 手術と口腔衛生

手術前には、手術の後に歯の痛みが出ないように、あらかじめ処置をしておくことが必要です。また、口腔内の衛生状態が悪く細菌が増えた状態で手術を受けると、術後の発熱や肺炎の原因となるため、術前に歯科衛生士が専門的口腔衛生処置と指導をしておくことも重要です。さらに、全身麻酔のために気管チューブを挿管する際に喉頭鏡によって前歯が破損する恐れがあるので、動揺歯と開口量を確認しておく必要があります。

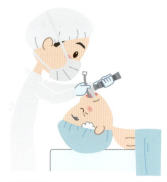

気管挿管：口または鼻から気管に通じる管（気管チューブ）を挿入して、全身麻酔中に呼吸の道（気道）を通す操作です。

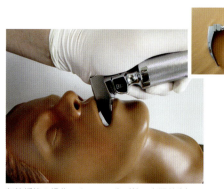

喉頭鏡

気管挿管の操作によって、歯（特に上顎前歯）に圧力がかかることがあり、歯の脱落、脱臼、破損の危険があります。

Point
気管挿管中の患者さんは閉口ができず口腔内は乾燥しがち。加湿にはマスクや加湿器を、保湿には保湿剤や保湿ジェルで対応しましょう。

② 術前口腔内評価と準備

手術に際して、なぜ歯科受診が必要かを、パンフレットなどを用いて説明し、同意が得られたら周術期口腔機能管理計画書を作成するための問診を行います。

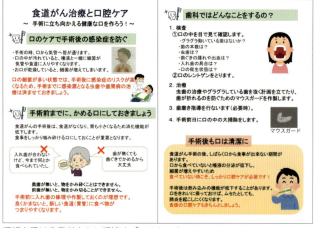

手術を受ける患者さんに手渡すパンフレット

40

■ 術前の主な口腔内評価項目として
　・痛みや腫れが発現しそうなう蝕や歯周病の診査
　　発現の前兆と発見するポイント
　　→う蝕の有無と進行具合、歯肉の発赤や腫脹を確認します。
　・口腔内の衛生状態の評価
　・動揺歯と開口量の確認

③ 手術前の患者さんの口腔内のチェックポイント

全身麻酔で手術を受ける場合、気管挿管が必要となり、術中・術後への影響もあるため、下記にあげるような項目をチェックする必要があります。

■ **う蝕の有無**
痛みや腫れの発現しそうなう蝕は、術前までに可能な限り処置を行っておきます。入院中や退院後は歯が痛くなってもすぐに治療できない場合があります。

■ **歯周病の確認**
う蝕と同様に痛みや腫れが発現しそうな場合は、可能な限り処置を行っておきます。がん治療の場合は、手術前後に放射線治療が行われる場合があります。放射線治療後の歯肉縁下歯石の除去は顎骨壊死を引き起こす原因になるので、出血をさせない程度の縁上歯石の除去を行います。

■ **動揺歯の確認**
全身麻酔下の手術での気管挿管時に歯の脱臼や破折が起こる危険性があります（特に上顎前歯）。動揺歯がないか術前に確認を行い、動揺歯がある場合は、暫間固定、抜歯、マウスプロテクター作製などの処置を行う必要があります。

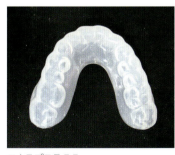
マウスプロテクター

■ **被せ物の有無**
動揺歯の確認と同様に、全身麻酔下の手術での気管挿管時に被せ物が破損する恐れがあるため、事前にマウスプロテクターの作製が必要な場合があります。

■ 開口量のチェック
開口障害があるかどうかチェックします。目安は人差し指、中指、薬指の3本を重ねて口に入る量です。

もし開口量が少なければ、マウスプロテクターの作製対象になることもあります。

■ 口腔衛生状態のチェック
歯石の付着、歯垢の付着、舌苔の有無、義歯の清掃状態などをチェックします。

■ 全身状態のチェック
診断名・現病歴・既往歴・使用中薬剤・アレルギー・感染症・出血傾向などをチェックします。

④ 手術前の患者さんの口腔のケアと指導の実践

計画・スケジュール

口腔衛生指導時（初回）に確認すること

■ 診断名、現在の治療内容について
■ 既往歴
■ 服用薬について
■ 合併症について
■ 口腔内については、前ページ「手術前の患者さんの口腔内のチェックポイント」参照

術前評価項目

■ 歯式
■ パノラマX線撮影
■ 歯周組織検査
■ 口腔内写真撮影

手術前の口の健康

専門的口腔衛生処置

手術前日には歯科衛生士が専門的な口腔衛生処置を行います。
- スケーリング
- PMTC
- 術者磨き（歯ブラシ、歯間ブラシ）
- 口腔衛生指導

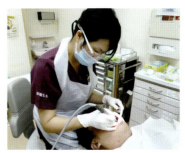

術前のプラークフリーケアを行っているところ。

口腔のケア中に注意すること

- モニター装着患者の場合は SpO_2 を確認しながら行います。
- 心疾患のある患者さんの場合→「④ 心臓の病気と口の健康」P20 参照
- 患者教育：術後の発熱や肺炎予防のためのセルフケア方法
    →口腔内の状態に即した清掃用具の選択
    →適切なブラッシング方法を指導

口腔のケア後に注意すること

- 終了後、出血した場合は止血できているかを確認します。
- モニター装着患者の場合には、終了時の SpO_2 も確認し、変動をカルテに記録しておきます。

10 移植と口の健康

① 移植

移植には臓器移植や、造血幹細胞移植などさまざまです。臓器移植ネットワーク・骨髄バンクに登録すると、移植までの期間に口腔内の状態を整えておくことが重要になります。

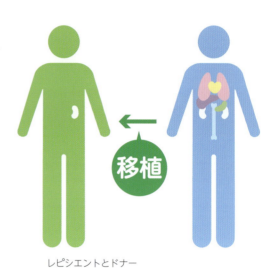

レピシエントとドナー

② 移植前の患者さんの口腔内の状態

疾患や症状などにより個人差はみられますが、およそ下記のような変化があります。

■ 臓器移植
　全身症状や精神的症状（気持ちのつらさや不安など）により、セルフケアが十分にできないことがあります。

■ 造血幹細胞移植
　大量化学療法・全身の放射線照射により、出血傾向や口腔粘膜炎をきたすことがあります。

③ 移植前の患者さんのチェックポイント

摂食嚥下や会話の状態、歯列や咬合の状況、歯周病や感染源の有無、口腔のケア（セルフケア）の状況、口腔管理（口腔衛生管理や感染管理）を実施・継続するための意識や想いなどを確認しておく必要があります。

■ 移植の日程（前処置開始〜移植を行う日、移植から生着までのおよその期間）
　・観血処置は移植の2週間前までに終えるようにします。

・出血を伴わない処置やケアは前処置開始の前日でも可能です。

・移植開始後に予測される口腔内の症状や変化について、あらかじめ伝えておきます。

■ 移植期に口腔内の状態を整える重要性を理解しているか

「移植の前になぜ歯科に？」と疑問に思われる患者さんは多くおられます。急性症状の予防や術後の合併症のリスクを軽減させるため口腔内の状態を整えることがいかに重要かを理解していただくことが大事です。

■ 歯科治療が必要な歯（抜歯・根管治療）がないか

移植後に痛みが出てもすぐに治療ができないことが多いことから、前処置開始までに歯周疾患やう蝕による感染、その他の感染源を取り除く、または軽減させておく必要があります。

■ セルフケアができるか

菌血症や肺炎予防のためにも適切なセルフケアが重要です。患者さんが適切なセルフケアを実践できるかを見極めることが必要です。

■ 内服薬の確認

特に抗凝固薬や抗血小板薬を服用している場合は、出血に注意が必要です。また免疫抑制剤を服用している場合は、感染しやすくなります。

注意すべき内服薬の種類と名称

抗凝固薬	ワーファリン®、リクシアナ®、エリキュース®、プラザキサ®、イグザレルト® など
抗血小板薬	バイアスピリン®、パナルジン®、プラビックス® など
ステロイド薬	プレドニン® など
免疫抑制剤	プログラフ®、ネオーラル® など

④ 移植前の患者さんの口腔のケアと指導の実践

> 計画・スケジュール

初診時、問診で確認すること

- 診断名、現在の治療内容
- 移植日
- 既往歴（高血圧、糖尿病など）
- 内服薬の有無
  （抗凝固薬、抗血小板薬、ステロイド、免疫抑制剤など）

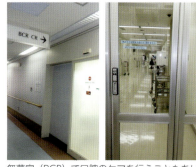

無菌室（BCR）で口腔のケアを行うこともあります。

口腔のケア前に確認すること

- 血液検査結果（WBC・PLT・NE）
  →低ければスケーリングなどケア内容を歯科医師に相談します。
- 体調
- 服用薬の有無
- SpO_2：口腔のケア前に SpO_2 の値と呼吸困難の有無を確認しておきましょう。
- ペースメーカー使用の有無を確認します。
  →ペースメーカーの使用があれば、超音波スケーラー、EMR などの使用は禁忌です。

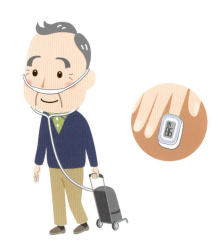

口腔のケア中に注意すること

- **患者教育：動機づけ（なぜ歯科介入・口腔衛生が必要なのか）**
  - 急性症状の予防や術後合併症のリスクを軽減させます。
  - 菌血症や肺炎予防のために適切なセルフケアが重要です。
  - セルフケア指導（患者さんに応じた歯ブラシの選択、磨き方など）
  - 特に造血幹細胞移植の患者さんは、移植前に化学療法や全身放射線療法を行うため、口腔粘膜保護対策についても実施します（「⑦ 抗がん剤と口の健康」P32 参照）。

移植と口の健康

■ 臓器別での注意点
- 肺移植：SpO₂を確認しながら、長時間の開口をさせないよう注意し、半座位で行います。
- 肝臓移植：出血に注意します。
- 心臓移植：感染性心内膜炎の予防のため、出血させないように注意します。
- 腎臓移植：血圧に注意、糖尿病による低血糖に注意します。
- 造血幹細胞移植：出血に注意し、必要であれば介入回数を増やします。

口腔のケア後に注意すること

■ 出血が止まらない場合や体調に異変などあれば、すぐに連絡してもらいましょう。

＜造血幹細胞移植による副作用＞
造血幹細胞移植は自家移植と同種移植があります。この両移植に共通する主な合併症は、移植前に行う大量化学療法や放射線療法の副作用である「前処置関連毒性」と、白血球減少期に見られる「感染症」があります。同種移植は、自家移植に比べて効果は高いと言われていますが、合併症の発症率が高いと考えられています。

- 日和見感染症
  造血幹細胞移植に伴う合併症として、高度の免疫力低下に伴う日和見（ひよりみ）感染症があります。日和見感染とは、一般の健康な人には害のないような弱い細菌や真菌、ウイルスにより感染症を発症することで、重傷化すると死に至る場合もあります。
- 移植後の口腔管理
  口腔内には多くの細菌が存在していることから、口腔衛生管理が極めて重要です。また、移植後の口腔内の乾燥、口腔粘膜炎、口腔カンジダ症、粘膜の損傷など、継続的に口腔内を注意深く観察する必要があります。

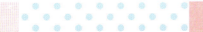

11 経管栄養と口の健康

① 経管栄養と口腔衛生

胃瘻や経鼻チューブを使って流動食を投与されている患者さんがおられます。口から食べていなければ口腔内は汚れていないだろうと思われがちですが、経管栄養中は口で咀嚼をしないために、唾液の分泌が減って自浄作用が低下し、かえって汚れがつきやすい状態になっています。また、口腔内細菌が痰などと絡み合って口臭の原因にもなります。口で食べない状態が長く続くと、咀嚼や嚥下機能の低下や管の汚染などから、誤嚥性肺炎にかかるリスクも高まります。口の中をきれいにすることだけでなく、唾液の分泌を促したり、口の周りの筋肉を刺激して機能を低下させないためにも、経管栄養中でも口腔のケアが必要です。

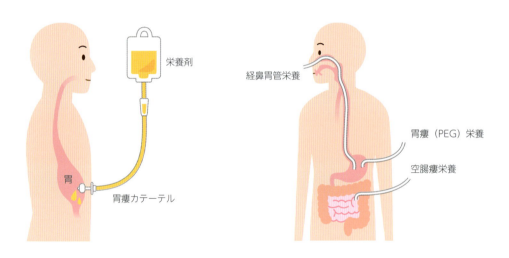

＜経管栄養の対象疾患＞
嚥下困難や意識障害、熱傷など摂食嚥下機能に障害があっても消化管機能が正常な患者さんに施行されます。また、化学療法や放射線治療中で経口摂取が困難な患者さんの場合も対象になります。

・成分栄養剤のみが適応となる疾患
　上部消化管術後、上部消化管縫合不全、消化管瘻、急性膵炎、短腸症候群（Ⅱ期）、蛋白漏出性胃腸症、アレルギー性腸炎

・成分栄養剤が第一選択となるが、程度により半消化態栄養剤でもよい疾患
　炎症性腸疾患（クローン病、潰瘍性大腸炎）、短腸症候群（Ⅲ期）、慢性膵炎

・半消化態栄養剤が望ましい疾患
　上部消化管通過障害、化学療法・放射線治療中の患者、神経性食思不振症、重症外傷、熱傷

・特殊病態用の経腸栄養剤が望ましい疾患
　肝不全、腎不全

② 経管栄養中の患者さんの口腔内の状態

経管栄養中の患者さんの口腔内は、経口摂取していないため唾液の分泌量が少なく、以下の症状が出やすくなります。

- 唾液分泌減少による口腔乾燥と自浄作用の低下
- 舌苔や痂皮の付着
- 強い口臭
- 誤嚥性肺炎のリスクの上昇
- 嚥下運動の減少による咽頭部自浄作用の低下
  吸引チューブの挿入がスムーズにできなくなり、喀痰や分泌物の除去が困難になる場合があります。

③ 経管栄養中の患者さんのチェックポイント

経管栄養中は経口摂取していなくても、口腔内は唾液分泌量が減り、自浄作用の低下によって細菌が繁殖しやすい状態です。以下の点に注意しましょう。

- 口腔乾燥の有無
- 痰／痂皮の付着
- 誤嚥の既往
- 口内炎、舌炎、口角炎など
  ビタミンB不足や亜鉛不足によって発症することがあります。

④ 経管栄養中の患者さんの口腔のケアと指導の実践

　計画・スケジュール

初診時、問診で確認すること

- 既往歴
- 現病歴

■ 内服薬について

口腔のケア前に確認すること

■ 血液検査結果（血清アルブミン、血清総蛋白）を確認します。
■ 刺激による嘔吐などを防止するため、注入直後ではなく空腹時にケアを行います。
■ チューブが外れないようにテープなどで固定できているかを確認します。

口腔のケア中に注意すること

■ 上体を30度以上上げ、顎は引いた状態を保ちます。
■ 誤嚥を防ぐため歯ブラシ、スポンジブラシは水気を少なくして行います。
■ 経口摂取していない場合は、痰や痂皮などが付着しやすいため保湿剤を使用して口腔のケアを行います。

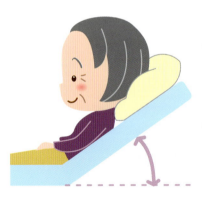

← 頭部には枕を入れます

←ベッド挙上が可能であれば30°程度挙上します

ベッドと頭部の角度を調整します。

口腔のケア後に注意すること

■ 経管栄養中で自分の口から食べない場合でも、唾液分泌の低下で自浄作用が低下し誤嚥性肺炎のリスクが高まるため、歯や粘膜のケアが必要であることを説明します。

経管栄養と口の健康

経管栄養中の口腔のケア

＜スポンジブラシの使い方＞

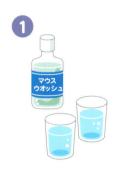
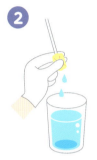
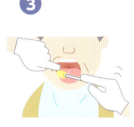
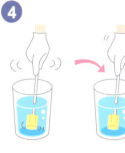

① 保湿剤入りの洗口剤、スポンジブラシ、コップ2個（湿らせる用と洗浄用）を用意します。

② 使用前にしっかりと水気を絞ってから行います。

③ 粘膜や歯についた汚れを奥から手前に向かってやさしく掻き出すように取り除きます。

④ スポンジブラシが汚れたら、洗浄用のコップで汚れを落とし、湿らせる用のコップに浸します。

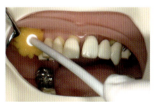
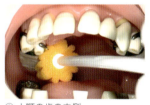
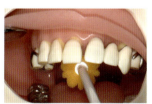

① 上顎の歯と口唇の間。
② 上顎の歯の内側。
③ 口蓋の奥から手前へ動かします。

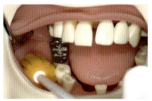
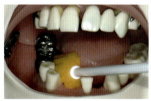

④ 下顎の歯と口唇の間。
⑤ 下顎の歯の内側。

＜保湿剤の使い方＞

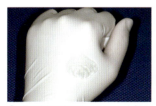
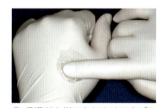
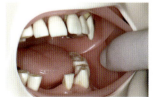

① 保湿剤を手の甲に1円玉大程度出します。
② 保湿剤を指でなじませて広げます。
③ 粘膜に塗布します。

12 集中治療室（ICU）における口の健康

① 集中治療室（ICU）

集中治療室（ICU）には、大きな手術の後に入室している患者さんや、重篤な疾患の集中治療のために入室している患者さんがいます。その中で、多くの患者さんが、気管挿管の状態で人工呼吸管理されています。

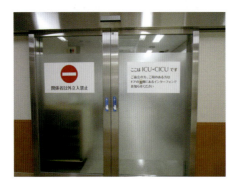

集中治療室（ICU）

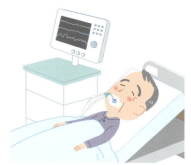

集中治療室では、多くの患者さんが気管挿管の状態で人工呼吸管理されています。

② 集中治療室（ICU）に入室している患者さんの口腔内の状態

人工呼吸器を装着し、口から挿管しているケースが多く、口腔のケアを患者さん本人が行えないことや、水分制限などもあり口腔内が変化しやすくなっています。以下のことに気を配り、状態を観察しましょう。

- 術後の場合、唾液が減少し、口腔内が乾燥していることが多くみられます。
  → 口腔内細菌が増殖しやすい状態です。
- 口腔内の痰が喀出できず、挿管チューブも汚染しやすい状態になっています。
- 挿管チューブを伝って細菌が気管に入り、人工呼吸器関連肺炎（VAP）の原因になりやすい状態です。

> **人工呼吸器関連肺炎（VAP：バップ）とは？**
>
> 人工呼吸中に、挿管チューブを伝って細菌が気管に入ることによって肺炎になることがあり、人工呼吸器関連肺炎（VAP）と呼ばれています。口腔内細菌が唾液や胃液とともに気管に流れ込むことが要因の一つといわれています。特に、人工呼吸器装着後48～72時間後に発症するとされており、口腔のケアを行うことで、VAPの発症を減らせるといわれています。

■ 口腔内確認表

口腔のケア前にカルテで患者さんの全身状態を把握するため、さらに往診の口腔内状況を記入するツールとして使用しています。

氏名	オカダイ タロウ 61才	オカダイ ハナコ 66才	オカダイ ジロウ 70才	オカダイ モモコ 59才
ID	00-000-00	△△-△△△-△△	□□-□□□-□□	▽▽-▽▽▽-▽▽
ケアの時間	13:00～13:20	13:20～13:40	13:40～13:55	13:55～14:20
①病棟名	呼吸器外科	循環器内科	呼吸器アレルギー内科	脳神経外科
②原疾患	特発性肺線維症	巨大肺動脈瘤	インフルエンザ肺炎	くも膜下出血
⑥O₂	カヌラ(有)・無	カヌラ(有)・無	カヌラ(有)・無	(有)・無
⑦意志の伝達(覚醒)	可	可	不可	不可
⑧挿管	有・(無)	有・(無)	有・(無)	(有)・無
⑨気切	有・(無)	有・(無)	有・(無)	有・(無)
⑩歯科介入	(有)(医援歯)・無	(有)(医援歯)・無	(有)(医援歯)・無	有( )・(無)
・WBC	7.25	4.95	8.72	96.0↑
・PLT	216	13.3↓	7.44↓	19.0↑
・CRP	0.12	1.42↑	3.58↑	1.10↑
歯肉・粘膜の状態	動揺あり			残根 脱灰 残根
手術日	8/8 脳死右片肺移植 11/7 ICU再入室	2/20 ope 東3ICUへ転棟	3/4 挿管 3/7 食事開始 13:30病棟へ退室予定	緊急 ope
感染症アレルギー細菌検査など	緑膿菌10⁺ ラテックスアレルギー	3/2 カンジダ 陰性 HBV	3/3 カンジダ + 3/2 MSSA	カンジダ +++ MRSA 10⁺
歯科	1/9 左上2動揺+++ 口腔乾燥にバトラージェルスプレー紹介	7-2 1-6 動揺- 7 7 上下前歯炎症+	無歯顎上下FD	8+8 8+8 口腔内衛生状態不良
往診時の口腔内状況	左上2動揺について Dr へ報告 口腔内清掃状況良好	東3ICU往診 口腔内特に問題なし ハリゾン使い切り終了で	・舌背に白斑付着あり →スポンジブラシで可能な範囲除去 ・口腔乾燥→保湿	歯牙に歯石多量に付着 →歯ブラシ、スポンジブラシ 残根多く炎症あり →出血注意
担当者	DH○○	DH△△	DH✕✕	DH▽▽

岡山大学病院 医療技術部 歯科衛生士室作成

③ 集中治療室（ICU）の患者さんのチェックポイント

集中治療室（ICU）に入室されている患者さんは、全身状態が変わりやすいため、以下のチェックポイントは必ず確認するようにしましょう。

■ 事前にカルテをチェックし血液検査結果を確認
・白血球や血小板、炎症反応の数値は口腔のケアの際に注意が必要です。
　白血球（WBC：3,300 〜 8,600 ／μL）
　血小板（PLT：15.8 〜 34.8 万／μL）
　炎症反応（CRP：0.15mg/dL 未満）　　　　　※全て岡山大学病院基準

・血液検査結果に問題があれば主治医や担当歯科医師と相談しましょう。

■ 担当看護師に患者さんの全身状態を確認します。
・血圧、体位の確認は口腔のケア前に必ず行いましょう。

■ モニターの SpO_2（血液中の酸素飽和度）・血圧・脈拍を確認します。

■ 口腔内の状態を確認します。
・前ページ「口腔内確認表」を参照。

■ 口腔のケアの状況をチェックします。
・週1回のICU往診
　→口腔内の状態によって頻回介入
・看護師との情報交換
・口腔のケアは看護師と一緒に行い、ケアの注意点（口腔内の保湿と清掃）を伝達します。

④ 集中治療室（ICU）での口腔のケアと指導の実践

① 担当看護師に全身状態を確認

② ベッドと頭部の角度を調整

③ 口唇にワセリンまたは保湿剤を塗布

④ スポンジブラシで口腔粘膜清拭

⑤ 歯ブラシや歯間ブラシで歯を清掃

⑥ 舌ブラシまたはスポンジブラシで舌苔を除去

⑦ スポンジブラシで口腔粘膜清拭

⑧ 保湿

Point
集中治療室（ICU）での口腔のケアは、
・ポジショニング
・口腔のケアの最初と最後に保湿を行う
ことがポイントです。

集中治療室(ICU)における口の健康

集中治療室での口腔のケアのポジション

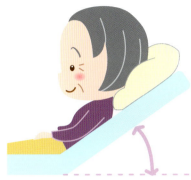

← 頭部には枕を入れます

←ベッド挙上が可能であれば30°程度
　挙上します

ベッドと頭部の角度を調整します。

スポンジブラシの使い方

① スポンジをコップの水に浸け、しっかり絞ります。
　（コップは「洗浄用」と「湿らせる用」の2つを準備します。）
② 口腔内の奥から手前にブラシを動かします。
③ 一回使うごとに洗浄します。
　　※スポンジブラシは1日1本。吸引チューブで唾液、水分を吸引しながら行います。

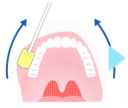 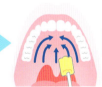 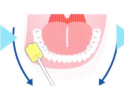 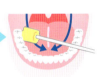

上顎の歯と口唇の間　　上顎の歯の内側　　口蓋の奥から手前に　　下顎の歯と口唇の間　　下顎の歯の内側

舌ブラシの使い方

① 口腔内を潤します。
② 舌ブラシを湿らせます。
③ 舌の奥から手前に向かって汚れを落とします。
　（一回使用ごとに洗浄します。）

Point
舌ブラシを使用する際は
・奥から手前に向かって動かす
・数回擦ってとれる範囲のみにする
ことを念頭に行います。

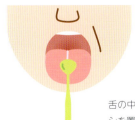

舌の中央部分に舌ブラシを置きます。

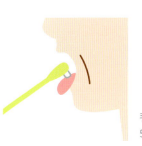

手前に掻き出すように
5回ほど動かします。

13 緩和医療と口の健康

① 緩和医療

近年、がん医療は、「がんを治す」治療への関心から「がん宣告を受けた患者さん」への関心、「その人らしさ」を大切にし、身体的・精神的・社会的・スピリチュアル（霊的）な苦痛や不安などについて、それらを和らげる医療やケア、支援を積極的に行う「緩和ケア」の考え方を取り入れるようになりました。何かの病気をもつ患者さんにとって、病気の症状やその治療に伴うからだの痛みや倦怠感、痺れ、生活の中での不具合、家庭や家族、仕事、経済的なことなど様々な不安を抱えながら病気の治療を行うことは大変つらいことです。これらの問題を一つでも解決して前向きな治療ができる、自分らしい日々の生活ができるように支援することが緩和医療の目的です。

がん治療と緩和医療について

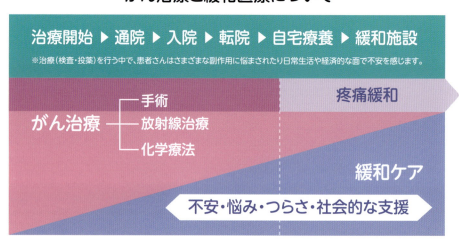

＜緩和医療における緩和ケアと支持療法＞
緩和医療は「緩和ケア」によって実践されていますが、がんの症状や治療による副作用に対する緩和ケアは、特に、「支持療法」と呼ばれています。支持療法では、がん治療における化学療法や放射線治療の副作用への対応や、疼痛治療、制吐剤、栄養サポート、口腔管理のサポート、リハビリ、心理的サポートなどの様々な支援が行われます。

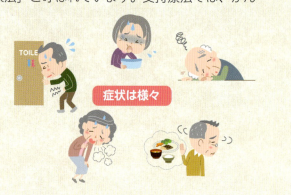

緩和医療と口の健康

<緩和ケアチーム>

緩和ケアチームとは、我が国の病院内で緩和ケアに習熟した医師や看護師、コ・メディカルスタッフなどが、疾病をもつ患者さんに対してコンサルテーションを行うチームです。患者さんが自分らしさを保ちながら療養生活ができるよう、多分野の専門家で構成されています。

チーム医療と緩和ケアチームのメンバー

（管理栄養士／理学療法士／ソーシャルワーカー／歯科衛生士／薬剤師／口腔外科医／主治医・病棟看護師／臨床心理士／身体担当医師／看護師／精神担当医師／患者・家族／病棟／緩和ケアチーム）

<緩和ケアチームにおける歯科の役割>

口腔内に発生する諸症状や問題に対し、疼痛緩和や症状緩和、問題解決のための処置や、その具体的な方法を伝え、セルフケアの支援、または専門的なケアや処置を行います。

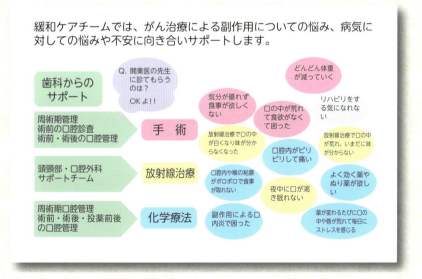

② 緩和ケア中の患者さんの口腔内の状態

口腔内の環境は、がんに限らず患者さんの生活環境や口腔衛生に関する患者さんのモチベーションによってさまざまです。がん化学療法中や放射線治療中に疼痛を訴える患者さんの多くには、著しい口腔乾燥、口腔粘膜炎、口腔カンジダ症や味覚異常が観察されます。さらにその症状が進行することによって、"痛くて食事ができない"、"噛めない"、"飲み込みづらい"状態へと、それらは患者さんのつらさや不安、苦しさにつながります。

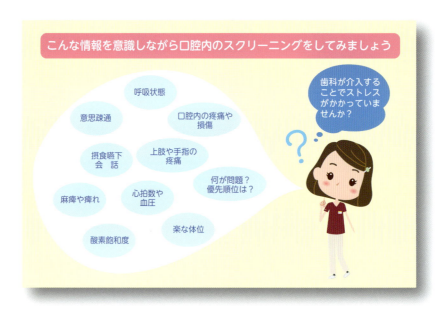

※様態や心情も考慮し、時間を空けたり、積極的な介入を控えることも選択肢の1つです。

③ 緩和ケア中の患者さんとご家族への配慮とコミュニケーション

緩和ケアにかかわる歯科衛生士は、口腔内の環境を整え、患者さんの"食べたい"、"口の中の気持ちよさ"をご家族とともに支援します。

緩和医療と口の健康

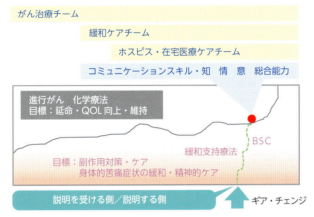

Buckman.R 著/垣藤暁 他訳：真実を伝える-コミュニケーション技術と精神的援助の指針,診断と治療者,2000 参考

④ 厚生労働省の定める緩和ケア

平成24年の「がん対策推進基本計画」において、以下2点について重点的に取り組むべき課題が位置づけられました。
　・がんと診断された時からの緩和ケアを行うこと
　・がん患者とその家族が可能な限り質の高い治療や療養生活をおくることができる
　　ために支援する

具体的には、医療間スタッフに対する研修、あるいはソーシャルワーカーによる患者支援（自宅療養における介護サービスや訪問看護師の利用、介護施設の利用など）があります。

```
2002年WHO
緩和ケアはQOLを改善するためのアプローチ
```

```
平成24(2012)年日本
緩和ケア計画は、がん患者の状況に応じて全人的な緩和ケアの
提供体制の整備が求められる
```

医療スタッフ
・がん患者に関わる医師への基本研修
・がん診療拠点病院における専門的緩和ケアの整備（緩和ケアセンター、緩和ケア外来）
・専門的従事者（看護師など）の育成
・ソーシャルワーカーによる介護関連の手配

患者・家族
・がんと共に働き、生きることができる社会実現（働く世代の方への支援）
・企業の協力、地域社会からの支援（自分らしい向き合い方を考え、社会とのつながりを保つ）
・介護システムや医療費（お金と生活の支援）
・ソーシャルワーカーによる介護関連の手配

14 精神科の病気(統合失調症)と口の健康

① 統合失調症の特徴

統合失調症の患者さんは、物事を整理して考えることを苦手としています。有病率は約0.7%で精神科病院の入院患者の約60%前後をしめるといわれています。好発年齢は15〜35歳の思春期・青年期が多いようです。おもな治療方法は薬物療法、精神療法、リハビリテーション療法です。薬物療法は期間が長く、その副作用として肥満、血糖値上昇（糖尿病）、口渇などがみられることもあります。

② 統合失調症の患者さんの全身症状（口腔内を含む）

すべての方に見られる症状ではありませんが、特徴的なものを以下に紹介します。

- 傾眠
- 肥満
- 血糖値上昇（糖尿病）
- 起立性低血圧

③ 統合失調症の患者さんのチェックポイント

統合失調症の患者さんの場合にチェックしてほしいポイントを以下に紹介します。

- 問診
    患者さんの状況を見ながら、負担のない程度に行いましょう。
    ・飲食習慣
    ・口腔衛生習慣
- 視診
    ・口腔衛生状態
    ・口渇
- 服用薬の確認
    薬剤の種類が多いので、抗精神薬以外の薬についてもお薬手帳を見てチェックしておきましょう。

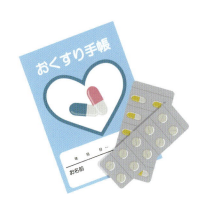

④ 統合失調症の患者さんの口腔のケアと指導の実践

計画・スケジュール

初診時、問診で確認すること

- 診断名、現在の治療内容について
- 既往歴
- 服用薬について

口腔のケア前に確認すること

- 慢性的な痛みに対して鈍感であったり、痛みを訴えないこともあるため、痛みの有無をヒアリングします。
- 患者さんに十分に説明し、必要に応じて保護者にも説明を行います。

口腔のケア中に注意すること

- 口腔内の状態と患者さんの言葉を照らし合わせます。
- ゆっくりとした治療を心がけ、必要に応じて保護者にも説明を行います。

口腔のケア後に注意すること

- **患者教育**

    統合失調症の患者さんは会話や意欲に乏しいといった症状がみられますが、一般歯科受診に来られる状況の方は社会生活に意欲的になっている回復期や安定期の方といえます。患者さん自身は不安や葛藤といった見えないもの抱えています。患者教育はその点を踏まえたうえで負担になりすぎない見極めが重要となります。

    ・歯周病・う蝕について理解してもらう：定期受診の必要性

    ・ブラッシング指導

    ・食習慣の見直し：間食量、間食回数

    ・フッ素入り含嗽剤・フッ素入り歯磨剤の使用

精神科の病気（統合失調症）と口の健康

15 食べること、飲み込むこと と口の健康

① 食べること、飲み込むこと

食べること、飲み込むことに障がいのある患者さんは食物が口腔内に残ることが多く不衛生になるため、細菌が増殖しやすく、その結果、誤嚥性肺炎のリスクが高くなります。

高齢者や要介護者、脳血管疾患、パーキンソン病、筋萎縮性側索硬化症などに罹患している患者さんの場合、そのリスクが特に高くなるため、適切な口腔のケアを行い常に口腔内を清潔に保っておくことが重要です。

注意すべき疾患

- 高齢の方、要介護の方、障がいをお持ちの方
- 抗がん剤、放射線治療、内服薬、加齢による口腔乾燥
- 脳血管障害（麻痺、嚥下障害）
- パーキンソン病（嚥下障害、運動障害、筋肉の固縮、不随意運動）
- 筋萎縮性側索硬化症（運動障害、筋力低下）
- 先天的形態異常（口唇口蓋裂、歯列不正）
- 後天的形態異常（口腔癌の術後） など

② 食べること、飲み込むことに障害のある患者さんの口腔内の状態

患者さんの口腔内をよく観察し、汚れの残っている部位や量、粘膜の状態などを確認しましょう。

- 食物が残留している。
- 舌苔が付着している。
- 脳血管障害の既往や抗がん剤を使用している場合、口腔が乾燥していることが多い。
- パーキンソン病の場合、流涎が多い。

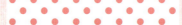

＜このような症状はありませんか？＞

以下のような症状があれば、誤嚥を疑いましょう。
- 食事中にむせる
- 食事中によく咳が出る
- 食後に痰の量が増える
- 喉がゴロゴロしている
- 声が変わった
- 食事をすると疲れる
- 食事中に口からボロボロとこぼれる
- よだれが出る
- 食事に時間がかかる
- 発熱や肺炎を繰り返す

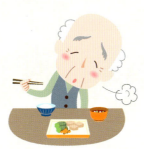
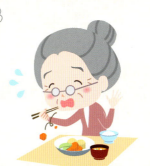

③ 食べること、飲み込むことに障害のある患者さんのチェックポイント

患者さんのリスクを確認するため、現在の患者さんの状態をチェックしましょう。

- ■ 脳血管障害、パーキンソン病、筋委縮性側索硬化症などの既往
- ■ 覚醒状態（指示の理解が可能か、声かけへの反応があるか）
- ■ 声の状態（湿声・嗄声、発声時に声がかすれたり、痰が絡んだような声がしないか）
- ■ 口唇・舌の動き（振戦はありませんか？）
- ■ 麻痺があるか
- ■ 唾液の分泌
- ■ 義歯の使用
- ■ 咬合の状態

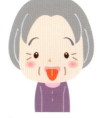 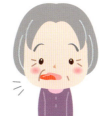 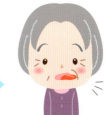

「あっかんべー」を保持できるか。（舌の震え）　　舌を上下左右に動かします。

 Point
舌の可動域を確認します。舌が正常に動かなければ、食べ物をうまく飲み込むことができません。

④ 食べること、飲み込むことに障害のある患者さんへの口腔のケアと指導の実践

食べること、飲み込むことに障害のある患者さんへの口腔のケアは、口腔内を清潔に保ち、感染を予防するためだけでなく、舌や口唇などの口腔機能を維持・改善させていくためのリハビリを併せて行っていくことが望まれます。

計画・スケジュール

初診時、問診で確認すること

- 既往歴の聴取（脳血管障害やパーキンソン病など）
- 全身状態（発熱、呼吸状態、意識レベル、発作、麻痺など）
- 内服薬について
- 誤嚥性肺炎の既往

口腔のケア前に確認すること

- 覚醒状態（指示の理解が可能か）
- 声の状態（湿声・嗄声があるか）
- 歯頸部や咬み合わせに歯垢はついていないか
- 乾燥の有無（痰の付着）
- 頬のふくらましや、舌の動き
- 誤嚥防止のため体位を調整する
  可能であれば座位、困難であれば30°ギャッジアップ、頸部前屈、または側臥位で行う。（麻痺がある場合の側臥位は健側を下にする。）

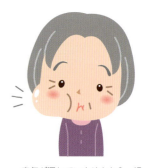

空気が漏れていませんか？　頬に空気が溜まらないと、食物の残留や食べこぼしの原因になります。

口腔のケア中に注意すること

- 口腔のケアの方法
  口腔内の状態を観察し、どのようなケアが必要かを確認します。
  ・口腔乾燥：
  口腔内が乾燥していると歯ブラシで粘膜を傷つけたり、汚れがなかなか除去できず時間が長くかかるので、マウスウォッシュや口腔保湿ジェルを使用し、口腔内

食べること、飲み込むことと口の健康

に潤いを付与したうえでケアを開始します。
・食物が残留している：
　スポンジブラシやガーゼを使用し、食物を除去してからケアを行います。
・歯肉が傷ついていたり、腫れや出血が著しい：
　軟毛の歯ブラシから使用し、歯肉の状態に合わせて軟らかめから普通の硬さの歯ブラシに移行します。
・口腔リハビリ：
　歯ブラシやスポンジブラシ、ガーゼを使用し、頰粘膜や舌のマッサージを並行して行います。

＜口腔周囲のマッサージ＞

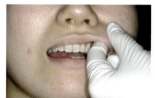
頰粘膜①：頰全体を包むように手のひらをあて、円を描くようにゆっくりとマッサージします。

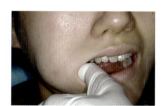
頰粘膜②：指やスポンジブラシを使って内側から外側に伸ばします。

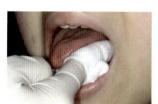
舌②：ガーゼを指に巻き、側方から舌を押すようにマッサージします。さらに、押された舌を押し返してもらうと効果的です。

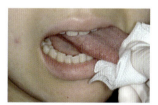
舌①：ガーゼで舌をしっかりつまみ、上方、側方、前方へ引張り伸ばします。

口腔のケア後に注意すること

■ 診療前と呼吸状態に変化がないか
■ 呼吸時にゼロゼロ音がしたり、声がかすれてはいないか
　・咽頭吸引や痰の喀出をしっかりと行います。
　・継続した口腔衛生管理が行えるよう、患者さん自身が口腔清掃の重要性を理解することが大切です。

16 在宅歯科診療における口の健康

① 在宅歯科診療

在宅歯科診療とは、高齢者や障がい者など何らかの身体的・精神的理由で歯科診療所に通院できない方を対象に、歯科医師と歯科衛生士が自宅や介護施設、病院等に訪問し、歯科診療や専門的な口腔のケアを行う制度です。歯科医療従事者が他職種と連携し、患者さんの生活の質をできるだけ高く維持し、過ごしやすい人生をおくるためのお手伝いをすることが目的です。

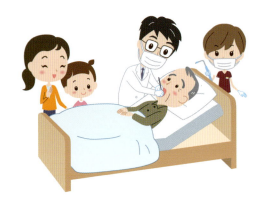

② 在宅療養中の患者さんの口腔内の状態

在宅療養中の患者さんの口の中は、さまざまなトラブルを抱えていることが多くみられます。

- う蝕になっているまま放置された未処置の歯
- 歯周病で動揺している歯
- 義歯や被せ物・詰め物の不適合による粘膜創傷
- 口腔乾燥
  唾液分泌の減少・摂食障害・酸素マスクの使用・口呼吸・薬剤の副作用・室内の空気の乾燥などによるもの
- 舌苔
  舌苔が付着していると口臭の原因にもなります

③ 在宅療養中の患者さんのチェックポイント

在宅療養者の口腔内の異常を見つけるためのポイントを以下に紹介します。在宅療養中の患者さんは、その状況に応じて次の点に注意しましょう。

■ 経口摂取の方
食物残渣・プラークが残りやすい所

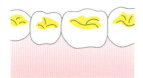
咬み合わせの溝の部分

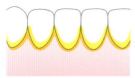
歯と歯肉の境目の部分

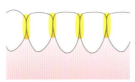
歯と歯の間の部分

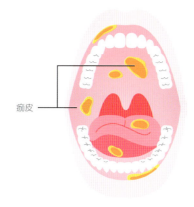
バネがかかっている部分

タフトブラシ、歯間ブラシ、フロスなどを併用しましょう。

■ 経管栄養の方
乾燥・痂皮が残りやすい所

スポンジブラシを使用しましょう。（「⑪ 経口栄養と口の健康」P51 参照）

■ 脳性麻痺や重度身体障がいのある方

＜声かけ＞
・緊張感をできるだけ与えないよう声かけをしながらケアを行いましょう。
・いきなり口腔内に触れるのではなく、口唇のマッサージなどを行ってからケアを始めるようにしましょう。

＜誤嚥＞
・吸引しながらケアを行いましょう。吸引器がなければスポンジブラシで代用できます。その際は、スポンジブラシに水を一度含ませた後、しっかり絞ってから使用しましょう。

＜過緊張＞
・過度な力がかかる場合があります。必要に応じてバイトブロックを使用しましょう。

＜SpO₂ の変動＞
・血圧を測定している場合は、反対の手に装着します。（⑤「脳血管の病気と口の健康」P27 参照）

在宅歯科診療における口の健康

④ 在宅歯科診療における口腔のケアと指導の実践

口腔のケアを行う前に以下の点にチェックしましょう。

> 計画・スケジュール

初診時、問診で確認すること

- 現病歴・既往歴
- 独居か同居か、お伺いする時間・曜日の決定
- 服用薬について
- ご家族・ケアマネージャー・訪問看護師などとの情報共有

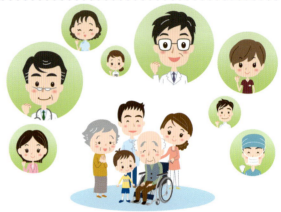

地域で連携し支え合いましょう。

口腔のケア中に注意すること

- 体位
- 口腔ケアグッズの準備
- 感染管理対策
  ・手指消毒
  ・マスクやゴーグル、エプロンの着用などにも注意が必要です。
  ・腕時計などの装飾品は外したうえで行います。

> 手指の消毒

＜汚れの残りやすいところ＞

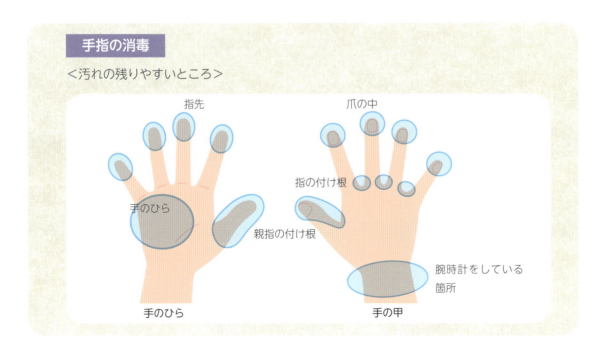

在宅歯科診療における口の健康

＜手指消毒時の注意事項＞

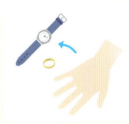
腕時計、アクセサリーなどの装飾品は外したうえで行いましょう。

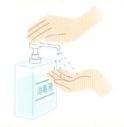
口腔のケアの前後（ゴム手袋の装着前後）にアルコール手指消毒薬で消毒を行いましょう。

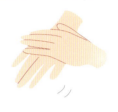
アルコール手指消毒薬は手のひら全体に擦り込ませましょう。

Point 蛇口は不潔な手で触らず、開閉はペーパータオルなどを使って行いましょう。

在宅診療における体位

・ベッドの背もたれの位置（ギャッジアップ）を確認します。
　（個人によって角度が異なりますので、調整時には確認を行いましょう。）
・麻痺の有無を確認します。
　（麻痺側には口腔内の汚れが溜まりやすいため必ず麻痺側を上にしましょう。）

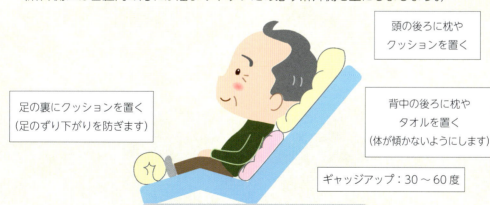

頭の後ろに枕やクッションを置く

足の裏にクッションを置く
（足のずり下がりを防ぎます）

背中の後ろに枕やタオルを置く
（体が傾かないようにします）

ギャッジアップ：30〜60度

膝下にクッションを置く
（膝が軽く曲がるようにします）

腰はベッドにきっちりと添わす
（ずり落ちないようにこまめにチェックします）

17 チーム医療の実際

① 歯科衛生士がチーム医療に介入したきっかけ

岡山大学病院で勤務する歯科衛生士は2003年の当病院NST（Nutrition Support Team）発足当初からチームに参画しています。当時は看護部所属であったため、看護師との関係も深く、真っ先にお声をかけていただきました。以後、2006年に歯科衛生士室として独立しましたが、日々の診療業務に加え、入院患者さんやそのご家族に対して他職種と連携してサポートを行うチーム医療にも力を入れ、現在では院内10のチーム医療に参加しています。また、近年は歯科衛生士のチーム介入依頼件数が年々増加傾向にあります。

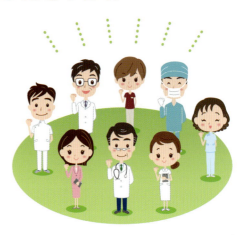

PERIO（周術期管理センター）：手術をする患者さんを他職種で支えるチームです。
頭頸部がんセンター歯科部門口腔ケアチーム：主に頭頸部にできたがんに罹患した患者さんをサポートします。
糖尿病センター：糖尿病教室の中で歯科衛生士が講師として教育指導を行います。
NST（栄養サポートチーム）：栄養面を改善し、病気の治癒を促進するチームです。
褥瘡クリニックチーム：病棟ラウンドを行い、口腔内にトラブルがある方に歯科的対応を行います。
ICU口腔ケアラウンドチーム：ICU入院中の患者さんの口腔のケアや看護師へのアドバイスを行います。
母親教室：産科外来の患者さんに妊娠中の注意事項や母子伝播について指導を行います。
小児医療センター：小児科入院中の患者さんのケアを行っています。
緩和ケアセンター：病棟ラウンドを行い、緩和ケア中の患者さんに対応します。
肝疾患サポートチーム：出張肝臓病教室や院内勉強会で肝炎と歯科の関係について講話を行います。

② チーム医療に関わる人々

医師、歯科医師、薬剤師、看護師、放射線技師、臨床検査技師、管理栄養士、理学療法士、作業療法士、言語聴覚士、臨床心理士、歯科技工士、歯科衛生士、医療ソーシャルワーカー、医療事務、ケアマネージャー　など

他職種の方たちと、それぞれの専門性を活かしながら連携を取り、患者さんをサポートすることが「チーム医療」です。

しかし、必ずしも「医科」に関わる職種の方たちとの連携だけを言うのではなく、「歯科医師」、「歯科技工士」、「歯科衛生士」間で連携をとることも、立派な「チーム医療」です。患者さんがよりいっそう健康になるために、それぞれが持っている専門的情報を共有し、改善策を考えます。いろいろな職種を理解し、多くの職種の方たちとコミュニケーションをしっかり取ることが大事になります。

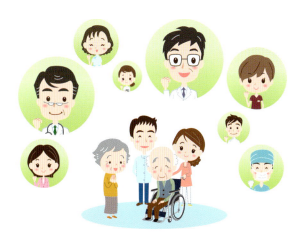

③ チーム医療に歯科衛生士は必要とされています

口腔は"食べる"、"話す"などの役割や、急性期患者は口腔内の状態も変化しやすく、口腔細菌が他疾患の感染源となることもあります。こういった口腔のケアが必要な患者さんがいる状況のなか、医師や看護師などのメディカルスタッフは「どう対応したらいいか？」と苦慮することがあります。

歯科衛生士は、そんな他職種の方々に実践的な手助けができる一方、患者さんやその家族、また介助する方たちにアドバイスもできる、「口腔衛生の専門家」として必要とされています。

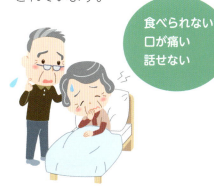
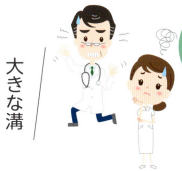

④ 歯科衛生士がチーム医療を行ううえで心がけていること

かかりつけ歯科医院をもち、定期的にメインテナンスを受けている患者さんは、自身の口腔内を把握できており、ブラッシングも丁寧にできている方が多いです。

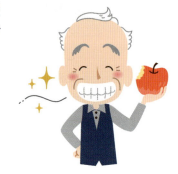

歯科的な観点から言うと
- 患者さん自身が「セルフケア」できること。
- 定期的な歯科受診をすること。

が目標となってきます。

そのためには歯科衛生士自身が
① 多職種チームの一員だと思って、責任を持つ。
② カンファレンスなどに出席し、他職種と積極的にコミュニケーションをとる。
③ 他職種と情報共有を行うため、自らすすんで勉強を行う。
④ 職場間で歯科衛生士業務を標準化し、歯科衛生士間でもサポートし合う。

ことが大切になってきます。

それができるようになったら・・・
- 口腔のケアに関する勉強会を開催し、患者さんをさらに良い口腔状態にしていく。
- チームで情報共有し解決策を考え、患者さんに還元できる。

と、よりいいですね。

そして、
- 患者さんのモチベーションを上げ、患者さん自身が自分の口腔管理を日々行える「セルフケア」を提案し、指導しましょう。
- かかりつけ歯科医院を持ってもらい、定期的に受診してもらいましょう。

⑤ 特に勉強しておきたいこと

- 他職種の役割や特性
- 医科用語（略語）
  → 「医科歯科連携に必要な略語一覧」P80 参照
- 検査値について
- 薬剤について

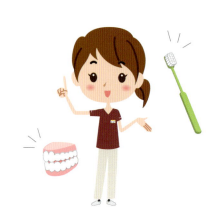

チーム医療の実際

＜いろいろな職種を知ろう＞

■ **管理栄養士**：健康な人々だけでなく、傷病者など個々のさまざまな症状・体質を考慮した栄養指導や給食管理を行う専門家

■ **理学療法士（PT）**：日常生活で必要な基本動作ができるように身体の基本的機能回復をサポートする動作の専門家

■ **作業療法士（OT）**：日常生活の動作や作業活動を通して、身体と心のリハビリテーションを行う専門家

■ **言語聴覚士（ST）**：言葉や聞こえ、認知、嚥下などに問題がある方々に対して、評価・訓練・指導などを行う専門家

■ **臨床心理士**：臨床心理学にもとづく知識や技術を用いて、人間の"こころ"の問題にアプローチする心の専門家

■ **医療ソーシャルワーカー（MSW）**：患者さんや家族の抱えるニーズを見つけだし、問題の解決を図るため関係機関や医療機関と調整・連携を行う専門家

＜他職種との関わり方＞

Q. ご飯が食べづらい、飲み込みづらい

　→管理栄養士に相談！　食形態や補助食品を考えてくれます。

　→言語聴覚士に相談！　咀嚼・嚥下の評価や訓練をサポートしてくれる場合があります。

Q. 歯ブラシを上手く握れない、動かせない

　→理学療法士に相談！　関節可動域の訓練、筋肉の動かし方の訓練をしてくれます。

　→作業療法士に相談！　使用する道具の工夫、細かな作業動作の訓練をしてくれます。

Q. 患者さんがふさぎこんでいる

　→臨床心理士に相談！　その患者さん自身を受け止め、専門的に話を聞いてくれます。

Q. 患者さんが治療費について困っている

　→医療ソーシャルワーカーに相談！　社会的保障制度や公的補助について教えてくれます。

18 例えば口腔ケアグッズ

口腔ケアグッズ

近年、「口腔のケア」の重要性がますます注目されるようになり、歯ブラシや歯磨剤にも様々な特徴を備えた口腔ケアグッズも数多く見られるようになってきました。ここでは、当院での使用方法を示しながら、口腔ケアグッズを紹介します。

■ 院内で使用する口腔ケアグッズ

院内での口腔のケア時に使用する製品を以下に紹介します。保湿剤や歯磨剤は風味や使用感がそれぞれ違うため、患者さんの好みや症状に合ったものをお薦めしましょう。

＜介助用歯ブラシ＞
エラック 541（S・ES・US）
ライオン歯科材株式会社

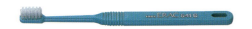

ヘッドが小さく軟らかいので、使用しやすいです。USが最も柔らかく当院では歯肉に炎症があり痛みを伴う患者さんにお薦めしています。

＜歯科用歯ブラシ＞
EX ワンタフト（S・M・systema）
ライオン歯科材株式会社

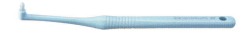

毛束が1つの歯ブラシなので、孤立歯や、歯の舌側面・叢生部の清掃に適しています。

＜歯間ブラシ＞
DENT.EX 歯間ブラシ
(4S・SSS・SS・S・M・L・LL)
ライオン歯科材株式会社

歯間部の清掃に適しています。個人に合ったサイズを選びましょう。

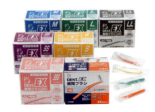

＜口腔ケア用スポンジブラシ＞
JM スポンジブラシ
50個入り
株式会社ニチエイ

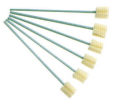

口腔粘膜を清掃する際に使用します。うがいができない方にお薦めです。

＜口腔ケア用ディスポーザブルスポンジブラシ＞
バトラースポンジブラシ
サンスター株式会社

スポンジブラシの中で最も軟らかいタイプです。口腔粘膜が脆弱なケースに適しています。

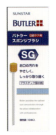

> スポンジブラシは口腔粘膜を清掃する際に使用します。うがいができない方や嚥下障害のある方にお薦めです。（使用方法は「⑪ 経管栄養と口の健康」P51 または「⑫ 集中治療室（ICU）における口の健康」P55 参照）

<義歯ブラシ>
エラック義歯ブラシらくらくスタイル
ライオン歯科材株式会社

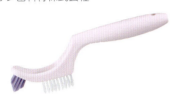

義歯専用のブラシです。硬さの違う2種類ブラシからなり、硬毛は金属部、軟毛は床部清掃に適しています。

<舌ブラシ>
MS タンクリーナー
株式会社広栄社

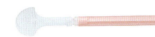

舌苔の除去に使います。

<保湿液>
アクアバランス 薬用マウススプレー
ライオン歯科材株式会社

液状タイプの保湿剤です。手軽に持ち運びできるので、外出先での使用の際に便利です。

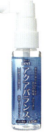

<保湿洗口剤>
ペプチサル ジェントル マウスウォッシュ
ティーアンドケイ株式会社

液体の保湿洗口剤です。患者さんご自身でうがいができる方にお薦めします。

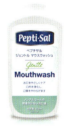

<保湿剤>
ビバ・ジェルエット
株式会社東京技研

ジェルタイプの保湿剤です。液体より保湿力が強く、主に口腔乾燥が強い患者さんにお薦めしています。

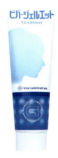

<計量カップ付顆粒洗浄剤>
デント・エラック 義歯洗浄剤
ライオン歯科材株式会社

顆粒状の義歯洗浄剤です。傾けると1回分の量が出てきます。

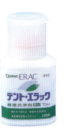

<歯科用フッ化物配合歯磨剤>
DENT. チェック・アップ フォーム
ライオン歯科材株式会社

泡状で、刺激が少ない歯磨き剤で、主にうがいが苦手な幼児や高齢の患者さんに有効です。

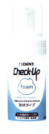

例えば口腔ケアグッズ

■ 在宅介護用口腔ケアグッズ

在宅療養中の患者さんへの口腔のケア時に使用するグッズを以下に紹介します。経口摂取の方、経管栄養の方など、患者さんの状態に応じて口腔ケアグッズを使い分けましょう。

＜粘膜ケアブラシ＞
エラック 540（S・ESS）
ライオン歯科材株式会社

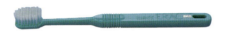

毛先が軟らかく、ヘッドが大きいので、粘膜清掃に適したブラシです。

＜介助用歯ブラシ＞
エラック 541（S・ES・US）
ライオン歯科材株式会社

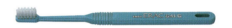

ヘッドが小さく軟らかいので、使用しやすいです。在宅診療の際は主に口唇圧が強い方、歯肉腫脹が著しい方に使用します。

＜口腔ケア用スポンジブラシ＞
JM スポンジブラシ 50 個入り
株式会社ニチエイ

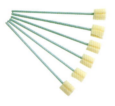

口腔粘膜を清掃する際に使用します。在宅診療の際は主に洗口できない方の食物残渣除去や保湿剤を塗布する際に使用します。

＜歯科用歯ブラシ＞
EX ワンタフト（S・M・systema）
ライオン歯科材株式会社

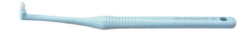

毛束が 1 つの歯ブラシなので、孤立歯や、歯の舌側面・叢生部の清掃に適しています。

＜舌ブラシ＞
MS タンクリーナー
株式会社広栄社

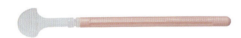

舌苔の除去に使います。

＜歯間ブラシ＞
DENT.EX 歯間ブラシ
（4S・SSS・SS・S・M・L・LL）
ライオン歯科材株式会社

歯間部だけでなく、孤立歯の清掃に適しています。

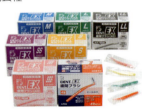

＜保湿剤＞
お口を洗うジェル
日本歯科薬品株式会社

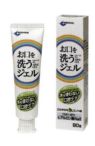

ジェルタイプの保湿剤です。在宅診療の際は主に口腔乾燥している方への保湿、痂皮除去前に塗布します。

＜口腔ケア用ウェットシート＞
お口キレイ ウェットシート
玉川衛材株式会社

指に巻き付けて使用します。

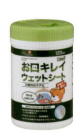

例えば口腔ケアグッズ

＜保湿液＞
アクアバランス 薬用マウススプレー
ライオン歯科材株式会社

液状タイプの保湿剤です。手軽に持ち運びできるので、在宅診療の際に便利です。

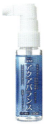

＜義歯ブラシ＞
エラック義歯ブラシらくらくスタイル
ライオン歯科材株式会社

義歯専用のブラシです。義歯洗浄剤と併用して清掃しましょう。

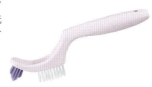

＜計量カップ付顆粒洗浄剤＞
デント・エラック 義歯洗浄剤
ライオン歯科材株式会社

顆粒状の義歯洗浄剤です。片手でも操作が可能です。

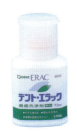

＜電動式可搬型吸引器＞
ミニック DC-Ⅱ
株式会社
松永メディカル

小型の吸引器です。バッテリーが内臓されており、持ち運びに便利で

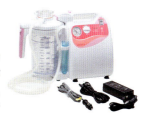

＜可搬式歯科用ユニット＞
ポータキューブ
株式会社モリタ製作所

持ち運び可能な歯科診療ユニットです。2種類のユニットがあり、「スリーウェイシリンジとマイクロモーター」、「バキュームと超音波スケーラー」に分かれています。

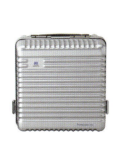
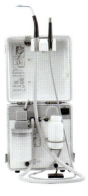

■ 摂食嚥下障害用口腔ケアグッズ

摂食嚥下障害のある患者さんへの口腔のケアに使用するグッズを以下に紹介します。口腔のケア中の誤嚥には特に注意しましょう。

＜介護用オーラルケアシステム＞
ビバラックプラス
株式会社東京技研

吸引器がついた歯ブラシです。唾液などの水分を吸いながら歯磨きができます。

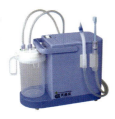

＜口腔ケア用スポンジブラシ＞
JMスポンジブラシ 50個入り
株式会社ニチエイ

口腔粘膜を清掃する際に使用します。摂食嚥下障害の際は水分をよく切って、水分誤嚥させないように注意します。

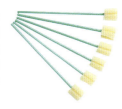

<舌ブラシ>
MS タンクリーナー
株式会社広栄社

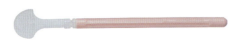

舌苔の除去に使います。摂食嚥下障害の際は舌苔が蓄積しやすいので1日1回を目安に使用しましょう。

<口腔ケア用ウェットシート>
お口キレイ ウェットシート
玉川衛材株式会社

指に巻き付けて使用します。摂食嚥下障害の際は水分が使用できない場合もあるので、粘膜の清掃に便利です。

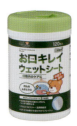

<保湿剤>
お口を洗うジェル
日本歯科薬品株式会社

ジェルタイプの保湿剤です。摂食嚥下障害の際は口腔乾燥が強くなる場合があるので、粘膜の保湿に使用します。

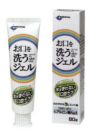

<保湿液>
アクアバランス 薬用マウススプレー
ライオン歯科材株式会社

液状タイプの保湿剤です。摂食嚥下障害の際は口腔乾燥が起きる場合があるので、唾液の代わりになる保湿液として使用します。

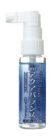

<義歯ブラシ>
エラック義歯ブラシらくらくスタイル
ライオン歯科材株式会社

義歯専用のブラシです。義歯洗浄剤と併用して清掃しましょう。

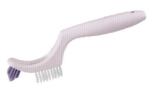

<計量カップ付顆粒洗浄剤>
デント・エラック 義歯洗浄剤
ライオン歯科材株式会社

顆粒状の義歯洗浄剤です。洗浄力が強く、義歯材料への為害作用も少ないです。

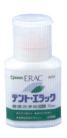

<電動式可搬型吸引器>
ミニック DC-Ⅱ
株式会社松永メディカル

小型の吸引器です。バッテリーが内臓されており、持ち運びに便利です。

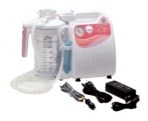

■ **抗がん剤治療中の口腔のケア**（当院での一例）

抗がん剤治療中の口腔のケアの際に、実際に当院で使用するグッズを以下に紹介します。抗がん剤治療による副作用は個人差があるため、患者さんの体調や口腔内の状態に応じた口腔ケアグッズを選択しましょう。

例えば口腔ケアグッズ

＜介助用歯ブラシ＞
エラック541（S・ES・US）
ライオン歯科材株式会社

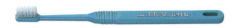

ヘッドが小さく軟らかいので、使用しやすいです。口腔粘膜の状態に応じて、毛先の軟らかさを使い分けましょう。

＜保湿剤＞
バトラー ジェルスプレー
サンスター株式会社

ジェルタイプの保湿剤です。携帯も可能です。抗がん剤治療中の際は、副作用により口腔乾燥が起こりやすいため、普段から携帯できるスプレータイプの保湿剤としてお薦めしています。

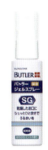

■ ICU入室中の口腔のケア（当院での一例）

ICU入室中の口腔のケアの際、実際に当院で使用するグッズを以下に紹介します。口腔のケアを開始する前に血液検査の数値を確認し、患者さんの全身状態を考慮しながら、患者さんに合ったグッズを使用しましょう。

＜介助用歯ブラシ＞
エラック541（S・ES・US）
ライオン歯科材株式会社

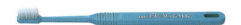

ヘッドが小さく軟らかいので、使用しやすいです。口腔粘膜の状態や出血傾向に応じて、毛先の軟らかさを使い分けましょう。

＜口腔ケア用ディスポーザブルスポンジブラシ＞
バトラースポンジブラシ
サンスター株式会社

スポンジブラシの中で最も軟らかいタイプです。口腔粘膜が脆弱なケースに適しています。

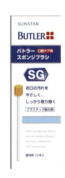

＜歯間ブラシ＞
DENT.EX 歯間ブラシ
（4S・SSS・SS・S・M・L・LL）
ライオン歯科材株式会社

歯間部や孤立歯、最後臼歯部遠心面の清掃に適しています。

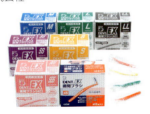

＜保湿洗口剤＞
ペプチサル ジェントル
マウスウォッシュ
ティーアンドケイ株式会社

洗口タイプの保湿液ですが、ICUで全介助の方の口腔のケアを行う場合、スポンジブラシに浸して粘膜を保湿する際に使用します。

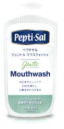

＜開口保持用具＞
エラック
バイトチューブ
ライオン歯科材株式会社

開口保持が困難な方に使用します。滅菌も可能です。

医科歯科連携に必要な略語一覧

医科診療の現場では、頻繁に略語が用いられており、これらの略語（言い方）を知っていないと、日常の情報伝達の内容を理解することができません。ここでは当院で用いられる基本的な略語を示していますが、それぞれの現場で学んでください。

	略　語	読み方*	
A	ADHD	エイディーエイチディー	注意欠陥多動性障害
	ADL	エイディーエル	日常生活動作
	Alb	アルブミン	血清アルブミン（栄養状態の指標）
	ALL	エイエルエル	急性リンパ性白血病
	AML	エイエムエル	急性骨髄性白血病
	AST	エイエスティー	アスパラギン酸アミノ基転移酵素（肝機能障害の指標）
	ALT	エイエルティー	アラニンアミノ基転移酵素（肝機能障害の指標）
	APTT	エイピーティーティー	活性化部分トロンボプラスチン時間（血液凝固能の指標）
	ATL	エイティーエル	成人 T 細胞白血病
B	Bil	ビリルビン	胆汁色素（肝機能障害の指標）
	BMI	ビーエムアイ	体格指数（肥満と痩せの指標）
	BMT	ビーエムティー	骨髄移植
	BP		血圧
	BP 製剤	ビーピーセイザイ	ビスホスホネート製剤
	BS	ビーエス	血糖値
	BT		体温
C	Ca	シーエー	がん
	CBC	シービーシー	血液一般検査（全血球算定）
	CBSCT	シービーエスシーティー	臍帯血幹細胞移植
	CCU	シーシーユー	冠疾患集中治療室
	CF	シーエフ	大腸内視鏡検査（大腸ファイバースコープ）
	CHD		先天性心疾患 または 冠動脈性心疾患
	CHF		心不全（うっ血性心不全）または 持続的血液濾過
	Chemo	ケモ	化学療法
	CKD	シーケーディー	慢性腎臓病
	CLL	シーエルエル	慢性リンパ性白血病
	CML	シーエムエル	慢性骨髄性白血病
	COPD	シーオーピーディー	慢性閉塞性肺疾患
	CPA	シーピーエイ	心肺停止
	CPAP	シーパップ	持続気道内陽圧呼吸
	CPR	シーピーアール	心肺蘇生（法）
	CRP	シーアールピー	C 反応性タンパク（全身的な炎症反応の指標）
D	DCM	ディーシーエム	拡張型心筋症
	DH	ディーエイチ	歯科衛生士
	DIC	ディーアイシー	播種性血管内凝固症候群
	DM	ディーエム	糖尿病
	DOAC	ドアック	直接（作用型）経口抗凝固薬
	DT		歯科技工士
E	ECG	イーシージー	心電図
	Epi	エピ	てんかん または エピネフリン（アドレナリン）
F	FBS	エフビーエス	空腹時血糖値
G	GVHD	ジーブイエイチディー	移植片対宿主病
H	HbA1c	ヘモグロビンエイワンシー	ヘモグロビン A1c（糖尿病の指標）
	HBV	エイチビーブイ	B 型肝炎ウイルス
	HCC	エイチシーシー	肝細胞癌
	HCM	エイチシーエム	肥大型心筋症
	HCV	エイチシーブイ	C 型肝炎ウイルス
	HD	エイチディー	血液透析
	HDF	エイチディーエフ	血液濾過透析
	HF	エイチエフ	血液濾過
	HIV	エイチアイブイ	ヒト免疫不全ウイルス

	HOT	ホット	在宅酸素療法
	HPN	エイチピーエヌ	在宅中心静脈栄養法
	HR	ハートレイト	心拍数
	HT	ハイパーテンション	高血圧
I	IC	アイシー	インフォームドコンセント
	ICU	アイシーユー	集中治療室
	ICD	アイシーディー	植え込み型除細動器 または 国際疾病分類
	IE	アイイー	感染性心内膜炎
	IIP	アイアイピー	特発性間質性肺炎
	IP	アイピー	間質性肺炎
J	JCS	ジェイシーエス	ジャパンコーマスケール（意識レベルの指標）
L	LC	エルシ	肺癌 または 肝硬変
	LDLT	エルディーエルティー	生体肝移植術
M	ML	エムエル	悪性リンパ腫
	MRSA	エムアールエスエー	メチシリン耐性黄色ブドウ球菌
	MS	エムエス	僧帽弁狭窄症 または 多発性硬化症 または メニエール症候群
	MSW		医療ソーシャルワーカー
N	NASH	ナッシュ	非アルコール性脂肪性肝炎
	NE	エヌイー	好中球
	NHL	エヌエイチエル	非ホジキンリンパ腫
	NICU	エヌアイシーユー	新生児集中治療部
	Ns	ナース	看護師
O	OMI	オーエムアイ	陳旧性心筋梗塞
	OT	オーティー	作業療法士
P	PBSCT	ピービーエスシーティー	末梢血幹細胞移植
	PD	ピーディー	腹膜透析
	PE	ピーイー	血漿交換 または 身体検査 または 肺気腫 または 肺塞栓症
	PEG	ペグ	胃ろう または 経皮内視鏡的胃瘻造設術
	PLT	プレート	血小板数
	PPN	ピーピーエヌ	末梢静脈栄養
	PR	パルスレイト	脈拍数
	PSL	プレドニン	プレドニゾロン
	PT	ピーティー	理学療法士 または プロトロンビン時間（血液凝固能の指標）
	Pt		患者
	PT-INR	ピーティーアイエヌアール	プロトロンビン時間 - 国際標準化比（ワルファリンの効果の指標）
Q	QOL	キューオーエル	生活、生命の質
R	RA	アールエー	関節リウマチ
	RBC	アールビーシー	赤血球数
	R/O	ルールアウト	除外診断
	RT	アールティー	放射線治療
	RR		呼吸数
S	SAH	ザー	クモ膜下出血
	SAS	サス	睡眠時無呼吸症候群
	SAT	サット	動脈血酸素飽和度（SpO₂ と同じ場合が多い）
	SJS	エスジェーエス	スティーブンス・ジョンソン症候群
	SLE	エスエルイー	全身性エリテマトーデス
	s/o		〜の疑い
	SpO₂	エスピーオーツー	経皮的動脈血酸素飽和度（パルスオキシメーターによる酸素飽和度）
	ST	エスティー	言語聴覚士
T	TB	テーベェー	結核
	TBI	ティービーアイ	全身（放射線）照射
	TPN	ティーピーエヌ	完全静脈栄養（中心静脈栄養）
	TTP	ティーティーピー	血栓性血小板減少性紫斑病
V	VAP	バップ	人工呼吸器関連肺炎
	VRE	ブイアールイー	バンコマイシン耐性腸球菌
W	WBC	ワイセ	白血球数

* 読み方は、施設によって異なるものがあります。「V」の発音は、正確には「ヴ」です。

参考文献

① 全身の病気と口の健康
・日本歯科医師会「オーラル・フレイル」
・国立長寿医療研究センター「オーラル・フレイル」概念図：栄養（食・歯科口腔）から見た虚弱型フロー

② 高齢者と口の健康
・日本摂食・嚥下リハビリテーション学会医療検討委員会：訓練法のまとめ（2014 版）. 日摂食嚥下リハ会誌・18：55-89、2014

③ 糖尿病と口の健康
・京都医療センター臨床研究センター予防医学研究室 HP

⑥ がんと口の健康
・岡山大学病院 歯科衛生士室作成パンフレット「知っておきたい口腔ケア ～がん治療に向けて～」

⑦ 抗がん剤と口の健康
・国立がん研究センターがん対策情報センター編著、患者必携　がんになったら手にとるガイド、株式会社学研メディカル秀潤社、東京、2011
・渡辺亨、飯野京子編集、患者の「なぜ」に答えるがん化学療法Q＆A、医学書院、東京、2008
・柴崎浩一監修、藤井一雄、宮脇卓也、山口秀紀、福田謙一編集、歯科医院のための全身疾患医療面接ガイド、メディア株式会社、東京、2013
・浦部晶夫ら編集、今日の治療薬 2012、南江堂、東京、2012

⑧ くすりとお口の健康
・M3.com 臨床ニュース
・Medical Examination.com
・はじめよう！やってみよう！口腔ケア

⑩ 心臓の病気と口の健康
・山近重生、中川達哉、中川洋一著、歯科衛生士必携！有病者の対応　チェアサイド SOS ブック、クインテッセンス出版株式会社、東京、2010
・渡邊裕編集、Nursing Mook68b アセスメントとケアがよくわかる！口腔ケアの疑問解決Q＆A、株式会社学研メディカル秀潤社、東京、2011
・日本循環器学会他：循環器病の診断と治療に関するガイドライン（2007 年度合同研究班報告）：感染性心内膜炎の予防と治療に関するガイドライン（2008 年改訂版）
・浦部晶夫ら編集、今日の治療薬 2012、南江堂、東京、2012
・柴崎浩一、藤井一維、宮脇卓也、山口秀紀、福田謙一、歯科医院のための全身疾患医療面接ガイド、メディア株式会社、東京、2013
・歯科衛生士 vol.40 2016 7月号、クインテッセンス出版株式会社、東京、2016

⑫ 移植と口の健康
・浦部晶夫ら編集、今日の治療薬 2012、南江堂、東京、2012
・柴崎浩一監修、藤井一雄、宮脇卓也、山口秀紀、福田謙一編集、歯科医院のための全身疾患医療面接ガイド、メディア株式会社、東京、2013

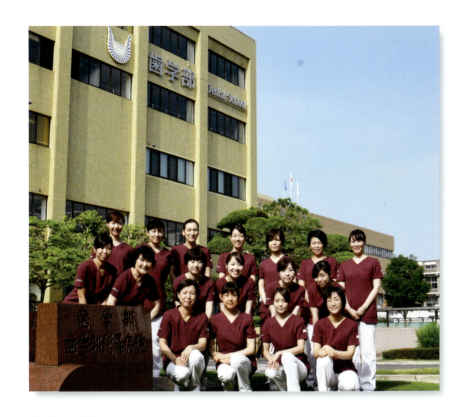

執筆者一覧
岡山大学病院　医療技術部　歯科衛生士室

　歯科衛生士
　蟻正桂子、大森裕子、小倉早妃、甲賀美香、髙坂由紀奈、佐々木禎子、志茂加代子
　城本ゆき子（元）、須方佑香、杉浦裕子、髙馬由季子、髙橋麻里子、千神八重子
　花岡愛弓、益成美保、三浦留美、三宅香里、宮田靖子

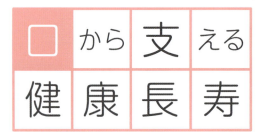

 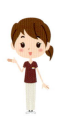

歯科衛生士が
身につけておきたい
基礎知識

2017年9月5日　初版発行
監　修　宮脇 卓也
編　集　三浦 留美　髙馬 由季子
発行所　株式会社キョードークリエイト
　　　　〒531-0072　大阪市北区豊崎3-13-6
印刷所　大阪書籍印刷株式会社
　　　　〒555-0044　大阪市西淀川区百島1-3-78
定　価　本体 2,200 円＋税
ISBN 978-4-9909751-0-4

© 2017 株式会社キョードークリエイト　2017 Printed in Japan
※本紙掲載記事ならびに図表、書式等を複写・転載される場合は、必ず著者
　または出版社の承諾を得てください。